中国中药资源大典
——中药材系列
中药材生产加工适宜技术丛书
中药材产业扶贫计划

国家出版基金项目
NATIONAL PUBLICATION FOUNDATION

苦参生产加工适宜技

总主编　黄璐琦
主　　编　乔永刚　雷振宏
副主编　滕训辉　刘根喜　宋　芸

中国医药科技出版社

内容提要

《中药材生产加工适宜技术丛书》以全国第四次中药资源普查工作为抓手，系统整理我国中药材栽培加工的传统及特色技术，旨在科学指导、普及中药材种植及产地加工，规范中药材种植产业。本书为苦参生产加工适宜技术，包括：概述、苦参药用资源、苦参栽培技术、苦参特色适宜技术、苦参药材质量评价、苦参现代研究与应用等内容。本书适合中药种植户及中药材生产加工企业参考使用。

图书在版编目（CIP）数据

苦参生产加工适宜技术／乔永刚，雷振宏主编．—北京：中国医药科技出版社，2018.3

（中国中药资源大典．中药材系列．中药材生产加工适宜技术丛书）

ISBN 978-7-5067-9877-8

Ⅰ．①苦…　Ⅱ．①乔…②雷…　Ⅲ．①苦参—中药加工　Ⅳ．①R282.71

中国版本图书馆CIP数据核字（2018）第010256号

美术编辑　陈君杞
版式设计　锋尚设计

出版　中国医药科技出版社
地址　北京市海淀区文慧园北路甲22号
邮编　100082
电话　发行：010-62227427　邮购：010-62236938
网址　www.cmstp.com
规格　710×1000mm　$^{1}/_{16}$
印张　9 $^{1}/_{2}$
字数　83千字
版次　2018年3月第1版
印次　2018年3月第1次印刷
印刷　北京盛通印刷股份有限公司
经销　全国各地新华书店
书号　ISBN978-7-5067-9877-8
定价　27.00元

中药材生产加工适宜技术丛书

—— 编委会 ——

本书编委会

主　　编　乔永刚　雷振宏

副 主 编　滕训辉　刘根喜　宋　芸

编写人员　（按姓氏笔画排序）

王玉龙（山西振东道地药材开发有限公司）
乔永刚（山西农业大学）
刘根喜（山西中医学院）
宋　芸（山西农业大学）
宋　静（山西农业大学）
陈　亮（山西农业大学）
崔芬芬（山西农业大学）
雷振宏（山西振东道地药材开发有限公司）
滕训辉（山西省药物培植场）

序

我国是最早开始药用植物人工栽培的国家，中药材使用栽培历史悠久。目前，中药材生产技术较为成熟的品种有200余种。我国劳动人民在长期实践中积累了丰富的中药种植管理经验，形成了一系列实用、有特色的栽培加工方法。这些源于民间、简单实用的中药材生产加工适宜技术，被药农广泛接受。这些技术多为实践中的有效经验，经过长期实践，兼具经济性和可操作性，也带有鲜明的地方特色，是中药资源发展的宝贵财富和有力支撑。

基层中药材生产加工适宜技术也存在技术水平、操作规范、生产效果参差不齐问题，研究基础也较薄弱；受限于信息渠道相对闭塞，技术交流和推广不广泛，效率和效益也不很高。这些问题导致许多中药材生产加工技术只在较小范围内使用，不利于价值发挥，也不利于技术提升。因此，中药材生产加工适宜技术的收集、汇总工作显得更加重要，并且需要搭建沟通、传播平台，引入科研力量，结合现代科学技术手段，开展适宜技术研究论证与开发升级，在此基础上进行推广，使其优势技术得到充分的发挥与应用。

《中药材生产加工适宜技术》系列丛书正是在这样的背景下组织编撰的。该书以我院中药资源中心专家为主体，他们以中药资源动态监测信息和技术服务体系的工作为基础，编写整理了百余种常用大宗中药材的生产加工适宜技术。全书从中药材的种植、采收、加工等方面进行介绍，指导中药材生产，旨在促进中药资源的可持续发展，提高中药资源利用效率，保护生物多样性和生态环境，推进生态文明建设。

丛书的出版有利于促进中药种植技术的提升，对改善中药材的生产方式，促进中药资源产业发展，促进中药材规范化种植，提升中药材质量具有指导意义。本书适合中药栽培专业学生及基层药农阅读，也希望编写组广泛听取吸纳药农宝贵经验，不断丰富技术内容。

书将付梓，先睹为悦，谨以上言，以斯充序。

中国中医科学院 院长

中 国 工 程 院 院士 张伯礼

丁酉秋于东直门

总前言

中药材是中医药事业传承和发展的物质基础，是关系国计民生的战略性资源。中药材保护和发展得到了党中央、国务院的高度重视，一系列促进中药材发展的法律规划的颁布，如《中华人民共和国中医药法》的颁布，为野生资源保护和中药材规范化种植养殖提供了法律依据；《中医药发展战略规划纲要（2016—2030年）》提出推进“中药材规范化种植养殖”战略布局；《中药材保护和发展规划（2015—2020年）》对我国中药材资源保护和中药材产业发展进行了全面部署。

中药材生产和加工是中药产业发展的“第一关”，对保证中药供给和质量安全起着最为关键的作用。影响中药材质量的问题也最为复杂，存在种源、环境因子、种植技术、加工工艺等多个环节影响，是我国中医药管理的重点和难点。多数中药材规模化种植历史不超过30年，所积累的生产经验和研究资料严重不足。中药材科学种植还需要大量的研究和长期的实践。

中药材质量上存在特殊性，不能单纯考虑产量问题，不能简单复制农业经验。中药材生产必须强调道地药材，需要优良的品种遗传，特定的生态环境条件和适宜的栽培加工技术。为了推动中药材生产现代化，我与我的团队承担了农业部现代农业产业技术体系“中药材产业技术体系”建设任务。结合国家中医药管理局建立的全国中药资源动态监测体系，致力于收集、整理中药材生产加工适宜技术。这些适宜技术限于信息沟通渠道闭塞，并未能得到很好的推广和应用。

本丛书在第四次全国中药资源普查试点工作的基础下，历时三年，从药用资源分布、栽培技术、特色适宜技术、药材质量、现代应用与研究五个方面系统收集、整理了近百个品种全国范围内二十年来的生产加工适宜技术。这些适宜技术多源于基层，简单实用、被老百姓广泛接受，且经过长期实践、能够充分利用土地或其他资源。一些适宜技术尤其适用于经济欠发达的偏远地区和生态脆弱区的中药材栽培，这些地方农民收入来源较少，适宜技术推广有助于该地区实现精准扶贫。一些适宜技术提供了中药材生产的机械化解决方案，或者解决珍稀濒危资源繁育问题，为中药资源绿色可持续发展提供技术支持。

本套丛书以品种分册，参与编写的作者均为第四次全国中药资源普查中各省中药原料质量监测和技术服务中心的主任或一线专家、具有丰富种植经验的中药农业专家。在编写过程中，专家们查阅大量文献资料结合普查及自身经验，几经会议讨论，数易其稿。书稿完成后，我们又组织药用植物专家、农学家对书中所涉及植物分类检索表、农业病虫害及用药等内容进行审核确定，最终形成《中药材生产加工适宜技术》系列丛书。

在此，感谢各承担单位和审稿专家严谨、认真的工作，使得本套丛书最终付梓。希望本套丛书的出版，能对正在进行中药农业生产的地区及从业人员，有一些切实的参考价值；对规范和建立统一的中药材种植、采收、加工及检验的质量标准有一点实际的推动。

2017年11月24日

前 言

苦参始载于东汉末年的《神农本草经》，其称为水槐。明代李时珍编著的《本草纲目》中称地槐、苦骨、菟槐，并更为全面地说明了苦参名称的由来，谓："苦以味名，参以功名，槐似叶形名也，苦蘵与菜部苦蘵同名异物。"

苦参主要有效成分有苦参碱、氧化苦参碱、羟基苦参碱、槐果碱、氧化槐果碱等生物碱，二氢黄酮、二氢黄酮醇等黄酮类化合物，脂肪酸，挥发油类以及多种游离氨基酸。现代药理学研究证明，苦参具有抗肿瘤、抗病毒、抗肝损伤、抗肝纤维化、抑制中枢等多种药理活性。目前，以苦参及苦参提取物为主要成分的药品有38类。

本书详细阐述了苦参的种质资源及其分布，总结了苦参生长发育规律、产量与品质形成规律及其与环境条件的关系。重点对苦参人工栽培技术进行了整理，包括繁殖方式、选地与整地、田间管理、病虫害防治、采收与加工、包装、贮藏与运输等全部生产环节。本书最大的特点是整理了苦参不同产区的特色适宜技术，为不同区域苦参生产加工提供了指导，也充分体现了药材的道地性。本书还整理了苦参的本草考证与道地沿革，汇总了传统与现代的苦参鉴定方法，并对苦参进行了性状描述与质量评价。旨在对苦参种植规范及采收加工技术的总结整理，本书就苦参的药用资源、生态适宜分布、栽培技术与特色生产与加工技术、苦参质量评价以及苦参现代应用于研究进行阐述。可作为科普培训资料，也可为专业同行提供参考。

书在编写过程中，得到了山西农业大学、山西振东道地药材开发有限公司、山西省药物培植场、山西中医学院等专家、学者的大力支持和帮助，并提供部分技术资料和图片，另外引用了相关专家学者发表的论著，在此一并致谢。同时，我们向参加本书编审的专家和同志们致以衷心谢意。

由于编者水平有限，尽管我们已经做了最大的努力，错误在所难免，还会存在不足和疏漏之处，敬请广大读者指正。

特别提示：本书中所列中医方剂的功能主治及用法用量，仅供参考，实际服用请遵医嘱。

编者

2017年10月

目 录

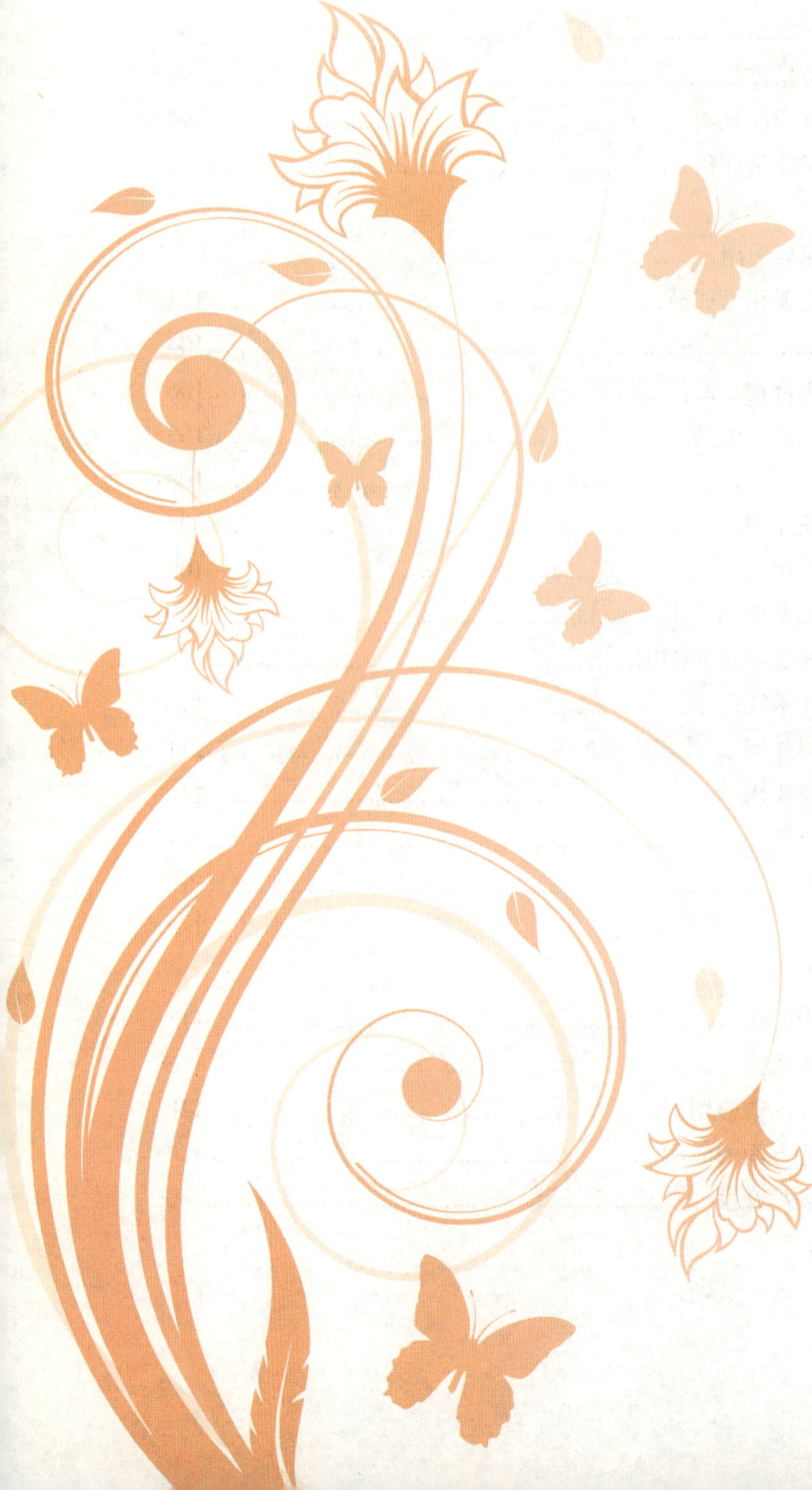

第1章

概　述

苦参（*Sophona flavescens* Ait.）为豆科槐属（Sophora）多年生落叶亚灌木或草本植物，别名山槐子、地槐、野槐、苦骨、月参、川参、牛参、凤凰爪等，以其干燥根入药。其植物形态为落叶亚灌木或草本，茎直立，多分枝。根圆柱状，外皮黄白色。其味苦、性寒，归心、肝、胃、大肠、膀胱经；具有清热燥湿、泄火解毒、杀虫、利尿、杀菌等功效；主治痢疾、黄疸、湿疹、皮肤瘙痒、疮疡；外治滴虫阴道炎，外阴瘙痒等症。苦参在全国各地分布广泛，以山西、湖北、河南和河北产量较高，常见于沙地、山坡、灌丛和草地。

苦参始载于东汉末年的《神农本草经》，其称为水槐。明代李时珍编著的《本草纲目》中称地槐、苦骨、菟槐，并更为全面地说明了苦参名称的由来，谓："苦以味名，参以功名，槐似叶形名也，苦识与菜部苦识同名异物。"苦参入药有两千多年的历史。苦参作为一种常用中药材，目前国内外对苦参研究十分广泛，通过对苦参的现代药理学研究，发现苦参具有抗肿瘤、抗心律失常、调节免疫、抗菌、抗病毒等多种药理活性，特别是对肿瘤细胞有显著的抑制作用。

国外对苦参的研究最早始于20世纪30年代的前苏联，国内始于20世纪70年代，研究的重点均放在苦参的主要成分方面。苦参的主要化学成分为喹诺里西啶类生物碱和黄酮两大类，从苦参根、茎、叶和花中共分离出27种生物碱，主要有苦参碱、氧化苦参碱、氧化槐果碱、槐果碱、槐定碱等。从苦参根中分离出的黄酮类化合物有50多种，如苦醇、苦醇G、异苦参酮、苦参醇等。其中苦参类生物碱主要有效成分为苦参碱和氧化苦参碱等，具有抗炎，抗肝炎病毒、肝损伤，抗纤维化，调节免疫系统，抗肿瘤，抗心律失常和杀菌等作用。

苦参作为一种传统中药在临床治疗疾病方面有着重要的应用价值，除用于中药方剂外，还是制药工业中的常用制剂、日用品、生物农药和兽药的主要原料。目前，在苦参的复方和单方制剂中，多以苦参碱和氧化苦参碱作为其中重要成分进行使用，含量测定也常以苦参碱和氧化苦参碱作为其中重要指标来控制，其对滴虫、真菌、大肠埃希菌和葡萄球菌等具有显著杀灭作用。如今已研制开发出了多种药物，如苦参碱注射液、复方苦参碱葡萄糖注射液、鞣酸苦参碱胶囊、岩舒复方苦参注射液等产品；日用品主要有苦参沐浴露、苦参洗手液、苦参健足液和洁尔阴洗液等；生物农药主要有苦参碱水剂、苦参素乳剂、苦参碱杀虫剂等；兽药主要有水产用四味苦参散、动物用三黄苦参散、苦参注射液等。

苦参作为一种常用中药材，其药用价值和经济价值越来越受到人们的青睐。随着健康产业的快速发展，市场对苦参的需要量增加，苦参从野生变家种已成为必然，对苦参进行人工栽培是解决其供需矛盾的主要途径，同时又是保护生态环境的有效措施，人工栽培苦参将成为制药工业中的重要来源。

第2章

苦参药用资源

第一节　苦参的形态特征与分类检索

一、苦参的形态特征

苦参（*Sophora flavescens* Ait.），为豆科槐属植物。

1. 苦参（原变种）

苦参，草本或亚灌木，稀呈灌木状，通常高1m左右，稀达2m。茎具纹棱，幼时疏被柔毛，后无毛。羽状复叶长达25cm；托叶披针状，线形，渐尖，长6～8mm；小叶6～12对，互生或近对生，纸质，形状多变，椭圆形、卵形、披针形至披针状线形，长3～4（～6）cm，宽（0.5～）1.2～2cm，先端钝或急尖，基部宽楔形或浅心形，上面无毛，下面疏被灰白色短柔毛或近无毛。中脉下面隆起。总状花序顶生，长15～25cm；花多数，疏或稍密；花梗纤细，长约7mm；苞片线形，长约2.5mm；花萼钟状，明显歪斜，具不明显波状齿，完全发育后近截平，长约5mm，宽约6mm，疏被短柔毛；花冠比花萼长1倍，白色或淡黄白色，旗瓣倒卵状匙形，长14～15mm，宽6～7mm，先端圆形或微缺，基部渐狭成柄，柄宽3mm，翼瓣单侧生，强烈皱褶几达瓣片的顶部，柄与瓣片近等长，长约13mm，龙骨瓣与翼瓣相似，稍宽，宽约4mm，雄蕊10，分离或近基部稍连合；子房近无柄，被淡黄白色柔毛，花柱稍弯曲，胚珠多数。荚果长5～10cm，种子间稍缢缩，呈不明显串珠状，稍四棱形，疏被短柔毛或近无毛，成熟后开裂成4瓣，有种子1～5粒；种子长卵形，稍压扁，深红褐色或紫褐色。花期6～8月，果期7～10月（图2-1）。

产我国南北各省区。生于山坡、沙地草坡灌木林中或田野附近，海拔800～1800m，印度、日本、朝鲜、俄罗斯西伯利亚地区也有分布。

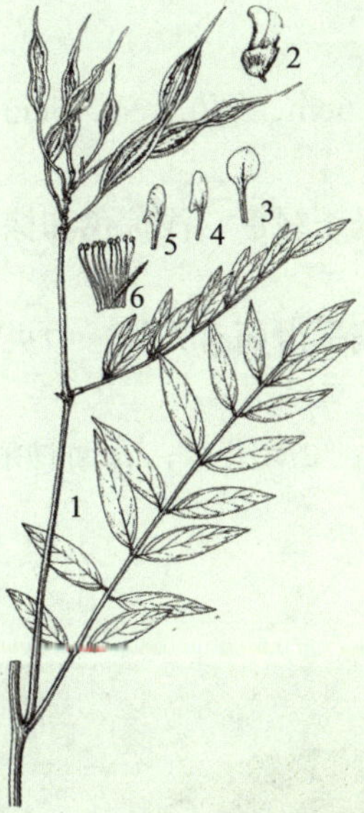

图2-1　苦参 *Sophora flavescens* Alt.

1. 果枝；2. 花；3. 旗瓣；4. 翼瓣；
5. 龙骨瓣；6. 雄蕊和雌蕊

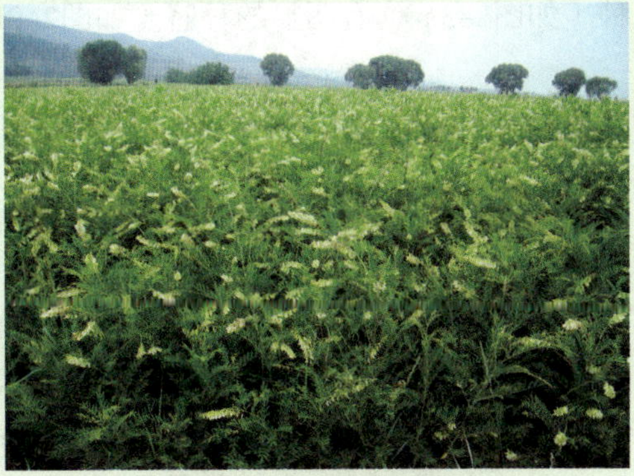

图2-2　苦参

2. 毛苦参（变种）

本变种与原变种不同为：小枝、叶、小叶柄密被灰褐色或锈色柔毛；荚果成熟时，毛被仍十分明显，易于区别。

产河北、山西、陕西、甘肃、河南、湖北、山东、江苏。生境与原变种同，海拔1000m以下。

3. 红花苦参（变种）

本变种与原变种区别为：花紫红色。产自安徽、浙江、贵州等地。

二、苦参种子的形态特征

苦参是中粒种子，千粒重35～40g。长0.4～0.6cm，宽0.3～0.45cm。苦参种子椭圆形或倒卵状球形，种皮因成熟度不同，呈茶绿色、浅棕色和棕褐色三种（如图2-3a）。有明显的种脐（如图2-3b），凹陷平滑而有光泽，中央可见一纵棱线，顶端稍尖，肫部钝圆，切向腹面突出并呈短鹰嘴状，背面种瘠隆起，种瘠尖端为一合点与下端连接于凹窝的种脐。

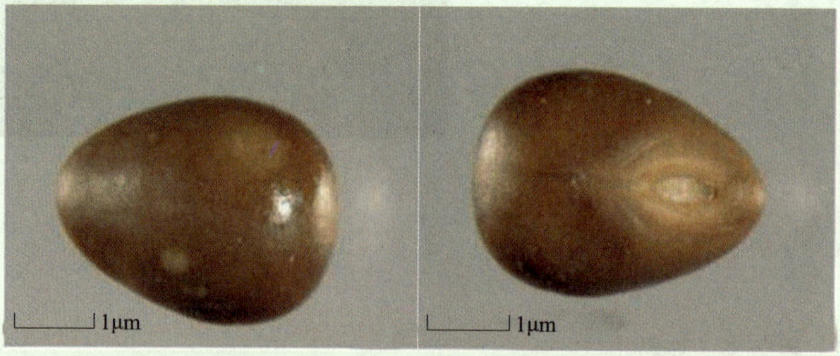

a　　b

图2-3　苦参种子的背面（a）和腹面（b）

三、苦参根的结构特征

历版《中国药典》均记载苦参来源于豆科植物苦参的根。但有报道称目前根状茎是苦参商品的主要来源，其依据是目前的商品中多存在髓部，并且认为异常维管束产生于根状茎的髓部。有研究表明，在根的次生结构进一步发育为异常结构的过程中，根中央分生出大量的薄壁细胞，进而逐步形成了异常维管束。当具有这种结构的根被加工成饮片后，由于中央有大量的薄壁细胞存在，与髓有相似之处，容易误认为是髓部，但是其结构与髓存在明显的区别，不能以此结构来判断为根状茎的部位。因此，观察苦参根部结构特征，讨论苦参的药用部位问题很有必要。

（一）苦参根横切面显微鉴定

木栓层为多列木栓细胞，皮层狭窄；韧皮部散有纤维束，纤维束周围细胞含草酸钙方晶，形成晶纤维，含晶细胞的壁不均匀木化增厚，射线较宽而明显；木质部导管放射状排列；木纤维束也为晶纤维，粉末，淡黄色；淀粉粒类圆形或长圆形，直径4～22μm，脐点裂缝状，大粒层纹隐约可见，复粒由2～12分粒组成；纤维细长，平直或稍弯曲，直径11～27μm，壁甚厚，非木化，孔沟不明显，胞腔线形，纤维束周围的细胞含草酸钙方晶，形成晶纤维，含晶细胞的壁不均匀木化增厚，草酸钙方晶类双锥形、菱形或多面形；纹孔导管直径

27～126μm，具缘纹孔排列紧密，有的数个纹孔口连接成线状；薄壁细胞类圆形或类长方形，壁稍厚，有的呈不均匀连珠状，非木化，纹孔大小不一，有的集成纹孔域，有的胞腔含细小针晶；木栓细胞表面观类多角形，垂周壁有纹孔呈断续状，表面有不规则细裂纹。

（二）苦参根部的次生结构特征

苦参较细的侧根或粗大主根的细端具有典型的次生结构。苦参根的次生结构从外向内由周皮和次生维管组织组成。周皮包括木栓层、木栓形成层和栓内层，均由排列整齐的呈长方形的细胞组成，其中木栓层多有4～6层细胞。次生维管组织包括次生韧皮部、维管形成层和次生木质部。次生韧皮部约占横切面直径的2/7，由大量的韧皮薄壁细胞、韧皮纤维束和少量的筛管、伴胞组成，韧皮薄壁细胞呈近圆形，含有大量淀粉粒，韧皮纤维常2～10个成束存在。维管形成层明显，呈环状，由2～4层排列整齐紧密的细胞组成。次生木质部约占横切面直径的3/7，导管口径较大，周围分布大量的纤维束。维管射线较窄，由2～5列细胞排列组成。

（三）苦参根异常结构的发育解剖

根的次生结构进一步发育产生异常结构。直径约0.3cm的根中已经开始出现异常结构的分化。首先，次生木质部中部分木射线的薄壁细胞增多，使木射线增宽，进而木射线向根中央分生薄壁细胞，使木射线延伸并相连接，从而将初生木质部分开，这些新分生出的薄壁细胞不含或含有少量淀粉粒。随后，根的中央分生出越来越多的薄壁细胞，将一些导管和木纤维分成束状散布于这些薄壁细胞中。接着，在根中央的个别导管和木纤维束周围产生了片段状的异常形成层，形成了异常维管束，每一异常维管束都由次生韧皮部、异常形成层和次生木质部组成。随着根的不断发育与增粗，根中央产生的异常维管束的数目增多，有些异常维管束进一步发育呈扇形或类圆形，大小不一。有的异常维管束的次生木质部中可见清晰的生长轮。

一般情况下，当根进一步发育增粗到 1.5～2.0cm时，靠近形成层的次生木质部中同时出现环带状的薄壁细胞层。随着根的增粗，薄壁细胞环带的数目相应增多，它们将该部位的次生木质部分割为环带状与其间隔排列。在这些薄壁细胞带中，有的薄壁细胞进一步恢复分生能力，成为异常形成层，产生异常维管束。

（四）“环状年轮”的结构特征

在直径较粗的苦参根的饮片中可见明显的环纹结构，该结构通常被描述为“环状年轮”。它们深浅宽窄不一，靠近周皮的几个环纹是由次生韧皮部中韧皮纤维束排列呈断续的环所致；维管形成层经干燥后形成明显的环纹；次生木质部中一圈口径较大的导管群经干燥后也形成明显的环纹；其他宽幅较明显的环纹是由异常薄壁细胞环带经干燥后形成。

四、苦参根状茎的结构特征

苦参的根状茎均为次生结构，由周皮、皮层、次生维管组织和髓构成。周皮包括木栓层、木栓形成层和栓内层，其中木栓层细胞十余列，排列较紧密，外侧可见落皮层。皮层的薄壁组织被次生维管组织向外侧挤压，产生许多裂隙。次生维管组织包括次生韧皮部、形成层、次生木质部。次生韧皮部中含有韧皮薄壁细胞、筛管、伴胞和少量的纤维束。韧皮射线较宽，由数十列细胞组成。维管形成层由3～5层细胞紧密排列而成。次生木质部约占横切面的1/2，由导管、木射线、大量的木薄壁细胞和少量的木纤维组成。木射线较宽，由多列细胞组成，细胞排列不整齐，其间存在多数径向裂隙。髓部较小，约占横切面的1/16。

五、苦参根与根状茎的差异

苦参的根与根状茎在性状上有差异，根状茎周皮黄褐色，外有节及潜伏芽，木质化严重，难折断；根的周皮呈黄色，无节和潜伏芽。根与根状茎在显微方面也有较大差异，如根状茎中多环向及纵向的裂隙，次生韧皮部中韧皮纤维极少，有髓；而根的次生韧皮部具有多数纤维束，无髓，根中央具有较多的异常维管束。通过这些特点可以将根与根状茎区分开来。

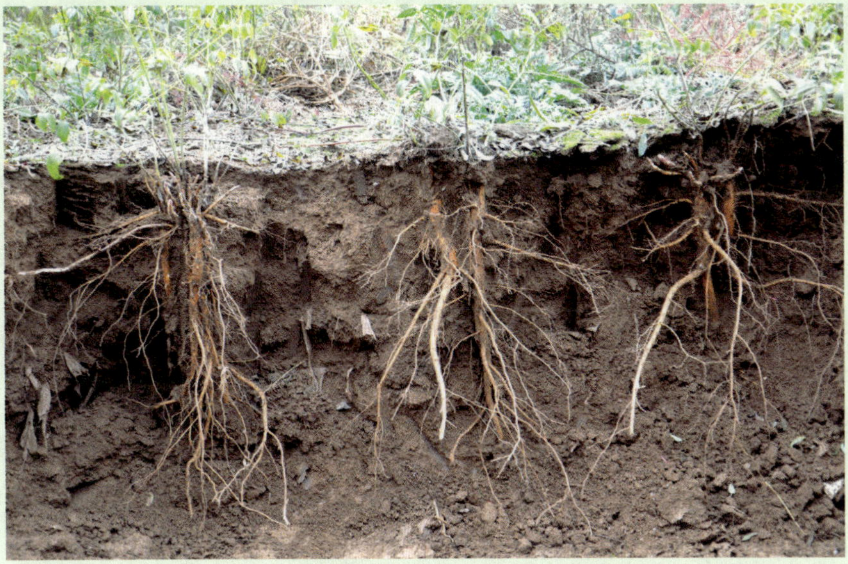

图2-4　苦参根

市售的苦参商品来源于根。商品含有的极少量的根状茎，是在局部地区加工的过程中被混入到药材中的。

六、苦参的分类检索表

苦参（*Sophora flavescens* Alt.），为豆科槐属植物。槐属，落叶或常绿乔木、灌木、亚灌木或多年生草本，稀攀缘状。奇数羽状复叶；小叶多数，全缘；托叶有或无，少数具小托叶。花序总状或圆锥状，顶生、腋生或与叶对生；花白色、黄色或紫色，苞片小，线形，或缺如，常无小苞片；花萼钟状或杯状，萼齿5，等大，或上方2齿近合生而成为近二唇形；旗瓣形状、大小多变，圆形、长圆形、椭圆形、倒卵状长圆形或倒卵状披针形，翼瓣单侧生或双侧生，具皱褶或无，形状与大小多变，龙骨瓣与翼瓣相似，无皱褶；雄蕊10，分离或基部有不同程度的连合，花药卵形或椭圆形，丁字着生；子房具柄或无，胚珠多数，花柱直或内弯，无毛，柱头棒状或点状，稀被长柔毛，呈画笔状。荚果圆柱形或稍扁，串珠状，果皮肉质、革质或壳质，有时具翅，不裂或有不同的开裂方式；种子1至多数，卵形、椭圆形或近球形，种皮黑色、深褐色、赤褐色或鲜红色；子叶肥厚，偶具胶质内胚乳。

该属约70余种，广泛分布于热带至温带地区。我国有21种，14变种，2变型，主要分布在西南、华南和华东地区，少数分布到华北、西北和东北。本属分为2亚属，5组。苦参属于裂果亚属四裂果组。四裂果组外果皮和中果皮在缝线处完全结合，宿存，外层果皮沿果瓣表面撕裂成2瓣，内层果皮正常地沿缝裂开，荚果最终解体成十字交叉的4瓣。

分类检索表

1 乔木，稀灌木（某些变种）；叶柄基部膨大，包藏着芽，具托叶和小托叶；圆锥花序。(2)

1 子房与雄蕊近等长；荚果较细，连续的串珠状，种子相互靠近；种子卵球形 ……………………………………………………………… **槐 S. japonica Linn.**

2 子房明显比雄蕊短，长约为雄蕊的一半；荚果较粗，疏串珠状，种子相互疏离；种子卵形，两端稍压扁 ……………… **短蕊槐 S. brachygyna C. Y. Ma**

2　小乔木、灌木、亚灌木或草本；叶柄基部不膨大；芽外露；托叶有或无，无小托叶；总状花序，稍近圆锥状（绒毛槐和越南槐）。

3　草本或近基部木质化呈亚灌木状；总状花序顶生。

4　荚果具3层完全的果皮，具肉质果皮，成熟时不开裂，每荚节含2粒近叠生的种子；小叶较小，长3.5～27mm，宽2～7mm ………………………………………………………… **厚果槐 S. pachycarpaSchrenk ex C. A. Meyer**

4　荚果3层果皮不完全，中果皮退化成2狭条，位于缝线两侧，无肉质果皮，成熟时开裂，每荚节只含1粒种子；小叶较大，长1.5～4（～6）cm，宽1～2cm。

5　总状花序花密集，旗瓣非倒卵状匙形，长15～20mm，宽3～4mm；雄蕊不同程度连合，有时近两体，龙骨瓣先端具凸尖；荚果圆串珠状，成熟时表面常出现撕裂，最后开裂成2瓣……… **苦豆子 S. alopecuroides Linn.**

5.　总状花序花疏散，旗瓣倒卵状匙形，长13～14mm，宽5～7mm；雄蕊分离，龙骨瓣先端无凸尖；荚果稍四棱形，成熟时开裂成4瓣 ……………………………………………………………………… **苦参 S. Flavescens Ait.**

3　小乔木、灌木或攀援状灌木，如为草本，则花为黄色，种子揽绿色；花序顶生、与叶互生、与叶对生或假顶生。

6　植株具刺；托叶变成刺。

7　植株被长柔毛；托叶全部变刺；花较大，长2cm左右 ……………………………………… **砂生槐 S. moorcroftiana（Benth.）Baker**

7 枝和茎近无毛；小叶下面与叶轴疏被短柔毛，上面无毛，托叶有时部分变刺；花小，长约1.5cm ……………………… **白刺花 S. davidii（Franch.）Skeels**

6 植株无刺；托叶不变成刺。

8 荚果具4条翅；常在叶前开花；有时先端小叶变成卷须 ………………………………………………………………………… **翅果槐 S. mollis（Royle）Baker**

8 荚果无翅；不在叶前开花；先端小叶绝不变成卷须。

9 无托叶，或极小近于消失。

10 荚果稍扭曲，开裂成2瓣；小叶向基部明显渐小，托叶极小近于消失；旗瓣比其他花瓣短；具粗壮的根 ………………………………………………………………………………… **越南槐 S. tonkinensis Gagnep.**

10 荚果直，开裂成4瓣；小叶向基部不明显渐小，无托叶；旗瓣与其他花瓣近等长；无粗壮的根。

11 灌木或小乔木，高2米以上；小叶较大，长3cm以上，宽2～3cm，下面被灰色绒毛；花大，长15mm以上，白色或淡黄色，旗瓣近圆形，翼瓣或龙骨瓣单侧生；荚果的种子间缢缩部短，种子靠近。生于海滩边……………………………… **绒毛槐 S. tomentosa Linn.**

11 亚灌木，高不超过1m；小叶较小，长2.5cm以内，宽0.7～1.5cm，两面近无毛；花小，长10mm以下，紫色，旗瓣倒卵形，翼瓣双侧生，龙骨瓣单侧生；荚果的种子间缢缩部细长，种子相互疏离，生于荒野干旱地…………………… **疏节槐 S. Praetorulosa Chun et T. Chen**

9 托叶钻状，长4～10mm。

12 荚果成熟后开裂成4瓣；花萼斜钟状或杯状，萼齿小或不明显，或近平截。

13 小叶上面细脉不明显；荚果常具种子1粒；种子灰褐色。

14 花序顶生；小叶长圆形或卵状长圆形，长3～4cm，宽1.5～2cm，上面亮绿色，边缘反卷；花萼杯状，长2～3mm；花较小，长约10mm …………………………………………………………… **闽槐 S. franchetiana Dunn**

14 花序与叶互生近与叶对生；小叶卵形或卵状椭圆形，顶生小叶大，长1.5～2.5cm，宽0.7～1.2cm，边缘不反卷；花萼斜钟状，长6～7mm；花大，长14～15mm…………………………………… **瓦山槐 S. wilsonii Craib**

13 小叶上面细脉清晰，稍凸起；荚果具种子2～4粒；种子鲜红色或深红色。

15 小叶纸质，常为卵状长圆形或卵状披针形，先端长渐尖或尾状渐尖 ……………………………………… **尾叶槐 S. Benthamii Steenis**

15 小叶坚纸质或近革质，常为卵状椭圆形或卵形或长椭圆形，先端急尖或钝渐尖，绝不呈尾状渐尖 ………………**锈毛槐 S. Prazeri Prain**

12 荚果成熟后沿缝线成2瓣；花萼钟状，萼齿明显，不等大，近二唇形。

16 小叶较小，长不超过20mm，卵形或椭圆状卵形，两面密被长柔毛，小叶一般不超过21枚 ……… **云南槐 S. Yunnanensis C. Y. Ma**

16 小叶较大，长（15～）20～40（～50）mm，常为卵状披针形或其他形状，但非卵形或椭圆状卵形，上面疏被柔毛或近无毛，如小叶较小，则数目较多，约（19～）25～5（～41）枚。

17 花序顶生，稀与叶对生，花多，密集，黄色；种子揽绿色 ……………………

…………………………………………………… **黄花槐 S. Xanthantha C. Y. Ma**

17 花序多与叶对生、假顶生或兼有腋生，如为顶生，则小叶多而小，果颈长；花疏散，白色或紫红色；种子黄色、黄褐色或赤褐色。

18 花白色；种子长卵形，长7~8mm，厚5~6mm ……………………………

……………………………………………… **白花槐 *S. Albescens*（Rehd）C. Y. Ma**

18 花紫红色；种子长圆形或长卵形，如为椭圆形则较小，长5~9mm，厚3~5mm。

19 小叶上面细脉稍凹陷，种子长卵形，长5~6mm，厚4~5mm ……………

……………………………………………………… **柳叶槐 *S. Dunnii* Prain**

19 小叶上面细脉不凹陷，种子长圆形、椭圆形或长卵形，长6~9mm，厚3~5mm。

20 荚果圆串珠状，纤细，直径5~7mm；种子长卵形或椭圆形，两端圆形，长6~7mm，厚3~4mm，棕红色 ………**细果槐 *S. microcarpa* C. Y. Ma**

20 荚果串珠状，稍压扁，较粗壮，宽7~10mm；种子两端常急尖，长7~9mm，宽4~5mm，黄色或黄褐色 ……… **短绒槐 *S. velutina* Lindl.**

第二节　苦参的生物学特性

一、生态习性

苦参生于山坡、沙地、草坡、灌木林中或田野附近，在丘陵、平坝和低山区中亦可生长。在山西境内，主产于太岳山、乡宁县、翼城县、沁县、左权县、盂县、五台县、太原市等地，生于海拔800～1800m的山坡、灌丛、沙地草丛、路旁。

苦参生长周期2～3年，苦参人工种植要求的土壤条件不严格，但以地下水位低、排水良好的肥沃砂壤和黏质土为佳。喜沙耐黏，苦参喜生于疏松透气的砂壤土或有机质含量高的壤土地，黏土地也可正常生长，红泥夹沙地的苦参，品质优，有效成分含量高；喜肥耐瘠，苦参产量和品质与肥力呈正相关，如吉林梅河口市的裕民村土壤肥力高，苦参的产量与品质均很好，其耐瘠薄性也很强，有许多在矸石环境下生长的苦参，不仅生长正常而且苦参总碱含量可高达3%以上；喜湿耐旱，苦参多生长在土壤湿润的阴坡，半阴坡，苦参耐旱性很强，生长在矸石山顶，也不会因暂时的干旱而枯死；喜光耐阴，苦参喜光，耐阴性也很强，在光照郁蔽的灌木杂草丛中也可正常生长；喜晾耐寒，苦参耐寒性很强，可在高海拔高纬度地区生长，一般低温环境苦参总碱含量较高，低海拔低纬度地区，植物生长量大，含量中上；喜群耐虫，苦参再生性极强，水平地下茎纵横交错，地上株群集中。

二、种子特性

（一）硬实性

1. 硬实性的特点

种皮不能透水，导致胚不能吸涨发芽而处于休眠状态的种子通常被称为不透水的或硬实种子。硬实是种皮透水性差，种子不能膨胀，更不能萌发。硬实种子即使经过长时间浸种或在合适的温湿度条件下，仍不能吸收水分发芽。播种前如不解除其硬实性，则会引起不同程度的缺苗现象，使生产带来损失。即在农业生产中严重影响播种品质，导致发芽延迟，出苗率差，出苗不整齐，进而造成田间保苗密度不同，易于滋生杂草，最终降低了收获产量。硬实是种子休眠类型之一，在豆科作物中最为常见。种子硬实的主要原因是种皮缺乏透性。在种质保存过程中，坚硬的种皮具有保水作用。

2. 硬实性的影响因素

种子硬实受遗传因素、生长后期的环境条件以及贮藏条件等因素的影响。

温度是影响苦参种子寿命的主要环境因素之一。种子贮藏在低温环境中，能延长种子寿命。苦参种子为低含水率种子，贮藏温度在0～20℃范围内效果较好。在室温条件中虽然也能贮藏苦参种子，但由于温度高，会加速种子失去生命力的速度。如果温度经常发生剧烈变化，也会使苦参种子降低或失去发芽能力。

种子普遍具有很强的吸湿性能，种子的吸湿性能因物种而异，一般种皮薄，透性强，吸湿性能大。反之，吸湿性能小。苦参种子具有坚硬的种皮，透水性极差，空气相对湿度对种子寿命的影响较小，通常苦参种子贮藏库的空气相对湿度应控制在25%～50%范围内。

苦参种子贮藏库通风程度对种子寿命与种子的含水量和温度有较大影响，温度高时必须通风。苦参种子含水率较低，生命活动十分微弱，在低温不通风的条件下，也能较长期保存其寿命。如果在贮藏过程中，苦参种子的含水量较高，未能及时干燥，苦参种子在贮藏期间还进行着较强的呼吸作用，如通风不良，呼吸作用产生的二氧化碳及水气不易排出，积累在种子周围，促使种子与氧气隔离，强烈的需氧呼吸由于氧气不足，而产生大量的中间有毒产物乙醇，而乙醇的积累会毒害种子，使之丧失生命力。因此，种子库应有通风设施，含水量较高的苦参种子更必须有通风设备。

在贮藏期间，微生物、昆虫及鼠类等都直接危害苦参种子，使种子的生命力下降，微生物在苦参种子上的危害程度与环境条件有关。高温、高湿及通风不良是微生物发展的有利条件。种子含水率愈高，微生物发展愈旺盛，促使种子丧失生命力。

总之，贮藏条件对苦参种子寿命的长短有十分显著的影响。低湿、低温、黑暗以及降低空气中的含氧量是一般种子贮存的理想条件。

（二）萌发特性

1. 种子的横切面解剖结构特征

苦参种子有硬实性。种子横切面如图2-5。其表面有疏水性的角质层，能阻止水分进入种子。在种脐区域有两层栅栏细胞，成为种子的不透水层。因此苦参种子必须处理后才可播种，否则出苗极不整齐。图2-6a所示为苦参种子的种脐部位，在种脐部位可看到维管系统与珠柄残余物。珠柄残余物的内侧是排列整齐的栅栏细胞层。已木质化的珠柄残余物的凹陷处中间形成的缝隙为苦参种子的脐缝，脐缝下是发达的维管系统。在栅栏细胞层下为疏散的石细胞。苦参种子有一层硬而致密的种皮（如图2-6b），种皮是在种子在形成过程中由外珠被的外层细胞进行垂周分裂而形成的。由图2-6可以看出，苦参种子最外层为角质层，角质层是由珠被最外层细胞发育成的栅栏细胞逐渐加厚形成的。表皮层下面是由厚壁细胞组成，厚壁细胞两端膨胀呈“工”字形，厚壁细胞之间有很大细胞间隙，称为骨状石细胞。图2-6c所示为苦参子叶横切面，图中可看出子叶的表皮细胞排列整齐。另外子叶的细胞中含有大量的淀粉粒，这些淀粉粒是种子萌发所需要的重要的营养物质。

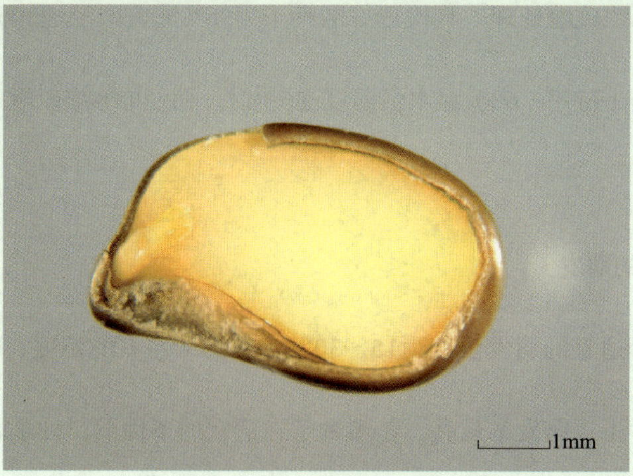

图2-5　苦参种子横切面

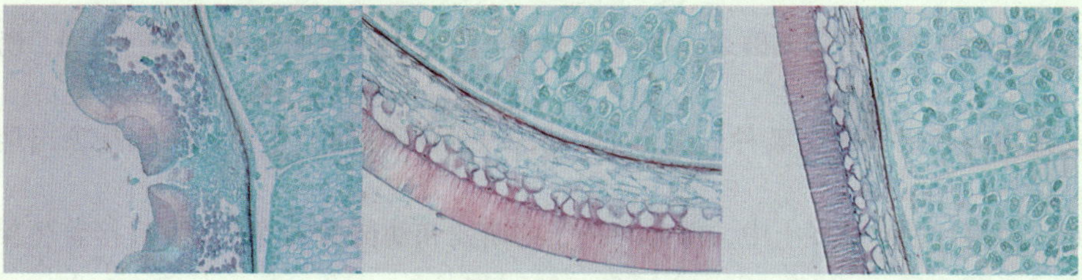

图2-6　苦参种子横切面解剖结构特征

a.种脐部位；b.种皮结构；c.子叶横切面

2. 促使种子萌发的条件

种子繁殖是苦参生产的主要繁殖方式，然而由于苦参种子硬实率高，在自然条件下繁殖率很低。苦参种子坚硬、表面致密，自然状态下吸水困难，其外皮被划破后种子吸收水分快。可通过物化法突破种皮障碍，有以下三种方法。

（1）砂纸磋磨　将苦参种子用细砂纸磋磨，至表面失去光泽，有砂划痕迹为止。

（2）98%浓硫酸处理　将检选好的种子用98%浓硫酸浸泡30分钟后，用水反复冲洗，阴干待用；60℃温水恒温浸泡6小时。而经98%浓硫酸处理的种子吸水最快。

3. 种子的萌发

苦参种子适宜的萌发温度为15～30℃，在25℃左右的温度、60%～70%的土壤湿度条件下，萌发率最高。苦参种子在适宜的条件下，种子内的蛋白质等亲水物质吸收水分，使种子体积膨胀。吸胀初始吸水较快，以后逐渐减慢。吸胀的结果使种皮变软或破裂，种皮对气体等的通透性增加，种皮颜色加深，萌发开始。胚根首先突破种皮，形成主根；然后胚轴向上生长，将胚芽顶出地面，而两片子叶留在土中，即苦参种子的萌发和幼苗形成留土萌发。接着胚芽萌发形成地上的茎叶系统，至此，一株能独立生活的具有根、茎、叶营养器官的幼苗完全形成。

三、营养需求

营养特性研究在中药材生物学特性研究中占有重要地位。中药材进行人工种植后，其生长的环境条件或多或少地与野生条件存在差异，只有通过种植措施才能满足其优质高产的需要。在生态环境基本满足中药材生长发育的前提下，营养是影响中药材优质高产的重要因素。

钾对苦参移栽苗和一年生苗株高、单株鲜重和干重、单根鲜重和干重、单株茎叶干重均有显著增加效应，钾对一年生苗侧根的促进效应大于对主根的效应，施钾引起一年生苗根干重增加主要是由于侧根数量和侧根干重增加的原因；钾素营养对一年生幼苗根木质部直径和韧皮部厚度均有较大增加效应，而且对韧皮部厚度增加效应大于对木质部直径的增加效应，施钾引起根直径增粗是木质部直径和韧皮部厚度共同增加的结果；钾对一年生苗小叶叶面积、小叶鲜重、小叶干重、苦参总碱含量、单株苦参总碱产量均有显著增加效应。

另外，施氮量也对苦参有影响，苦参一年生苗株高、单株根芽数、单株苗鲜重、单株根鲜重、根干重、茎叶鲜重和干重均随施氮量增加而增加，由于氮磷互作效应显著，各生物指标在缺氮和中低施氮量下随施磷量增加而增加，在高施氮量下随施磷量增加而降低；苦参根直径、木质部直径、根体积随施氮量、施磷量增加而增加，由于氮磷互作效应显著，高施氮量和低施磷量时根直径、木质部直径、根体积最高韧皮部厚度随施磷量增加，根体积增加主要是由于木质部直径和韧皮部厚度增加引起根直径增加的；氮磷配施对单株小叶数、小叶叶面积、单株叶面积、小叶鲜重、小叶干重均有显著增加效应，由于氮磷互作效应显著，在各施氮水平下低施磷量水平均表现最好；氮磷对苦参总碱含量、单株苦参总碱产量均有显著增加效应。

四、生长规律

（一）幼苗生长期

苦参出苗的第一年（春、夏播）为幼苗生长期，叶片多为三出复叶和五出复叶，幼苗仅具有单一的地上茎。一年生苦参根可生长35～40cm，直径1.0～1.4cm，单株根系鲜重40～50g，苦参总碱含量为1.3%～1.5%。茎直径0.4～0.6cm，高30～45cm，可生长17片左右的复叶，地上部分鲜重25～35g。秋末芦头生出3～5个茎芽。

（二）现蕾开花期

苦参的生育周期为二年，二年生苦参进入生殖生长时期，并有40%～50%的植株开花结果。三年生及三年生以上植株进入生殖生长的旺盛期。苦参的现蕾开花期一般在5月中下旬，苦参植株上部的叶腋中出现花蕾，植株顶端优先出现花蕾，蕾期10～20天，花序于5月下旬进入初花期，花期持续30～45天，七月上旬进入末花期。图2-7为不同时期苦参花的形态特征，图2-8是苦参花。

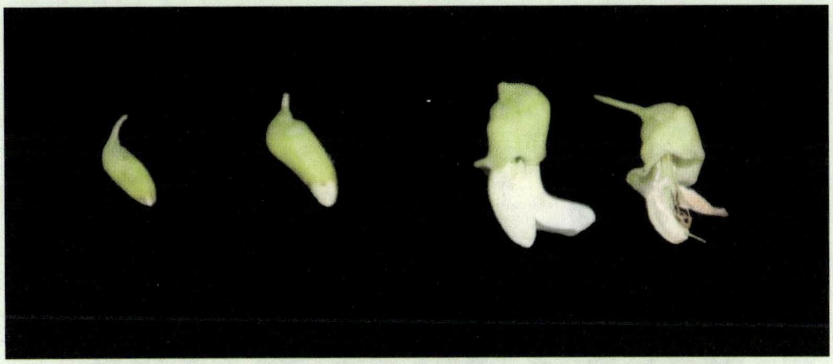

图2-7　不同时期苦参花的形态特征

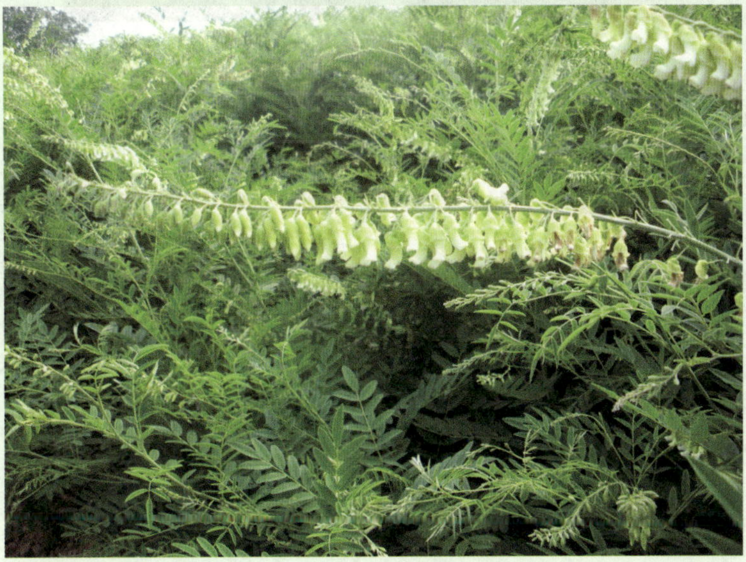

图2-8　苦参花

（三）结果乳熟期

该时期从苦参胚珠受精后到种子乳熟，结果时期为6～7月，种子成熟约需60天，8月中下旬种子乳熟，随后进入种子脱水阶段。图2-9为苦参的果实。

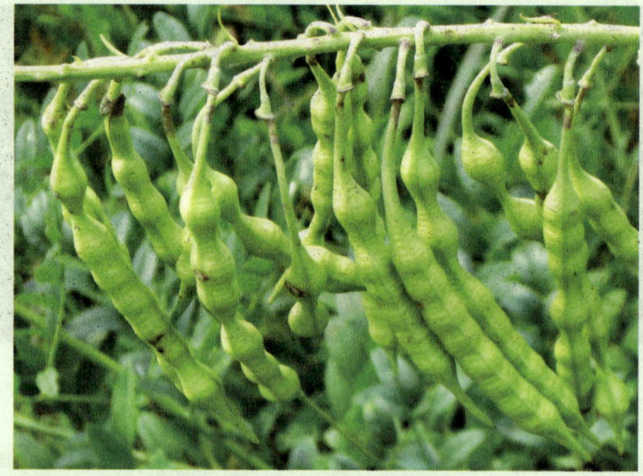

图2-9　苦参的果实

（四）果后期

苦参种子完全成熟开始脱水到植株枯萎前，即8月下旬至10月上旬，9月上中旬苦参种子完熟，角果从中上部裂开，种子在风或其他的外力作用下摇晃掉落出来。在完成生殖生长后，植株产生的养分向根部积累，为来年植株的生长提供养分。

（五）枯萎休眠期

从秋季地上茎叶枯黄到第二年新生茎叶返青前，即为苦参的枯萎休眠期。苦参一般于10月上旬叶片出现枯萎，大约20天后叶片全部枯黄掉落，再经20天左右，茎秆于地表5cm左右，出现长约10cm的丝状开裂，继而茎秆倒伏，进入越冬休眠期。此时新生茎芽已在地下形成，上冲型茎芽长1～4cm，平伸型茎芽长10～30cm，苦参抗寒能力较强，在-20℃环境下均可安全越冬。

五、苦参生长动态研究

苦参是多年生宿根类植物。研究表明，多年生宿根类植物每年春季返青后由于宿根提供营养使地上部的茎、叶生长迅速，株高、叶数和叶面积迅速增加，促进光合产物积累，为以后的根系生长打下基础。

而根系进入快速生长是在良好的茎叶生长基础上进行的，根系生长高峰期较地上部茎叶生长高峰期出现时间相对较迟，根系生长经过体积迅速增大和干物质积累迅速增加两个阶段。

纪瑛等研究表明来源于河北承德、河南卢氏、甘肃成县和岷县的苦参生长发育动态相似。返青后茎秆、叶生长迅速，8月下旬达到高峰以后生长减缓，而根系生长在返青后的5～6月生长缓慢，7～8月经过体积迅速增大和9～10月干物质迅速增加两个快速生长阶段，在10月下旬根干质量达最高。

茎杆在5～8月上旬为快速生长阶段，9月为缓慢生长阶段，10月株高不再增加；叶数和叶干质量均在8月下旬达到高峰，9月以后下降。这是由于苦参前1年的生长在根中积累了充足的营养物质和较大的越冬芽，第2年春季苦参返青后温度回升，芽萌发后迅速生长，株高急剧增加，叶片数和叶干质量也迅速增加，这种生长优势一直维持到8月下旬。9月地上部分生长减缓，主要原因有两个方面：一是由于7月以后根系开始进入迅速生长阶段，特别是9月根干质量迅速增加，植物体光合产物向根系分配，使地上部分生长减缓；另一方面是由于9月以后气温降低，老叶逐渐脱落，叶干质量降低。

根的生长与地上部分茎叶的生长发育节奏不同，5月根直径、单根鲜质量和单根干质量增加缓慢，7月下旬至8月下旬根直径迅速增粗，根干质量增加也相应较快，9月根直径进入缓慢增长期，而根干质量则迅速增加，10月根干质量继续增加，但是增加速度降低，10月下旬根干质量达最高，表明7月下旬至8月下旬根干质量增加主要原因是其体积增大，而进入9月根干质量增加主要是干物质积累，根快速生长经历体积快速增大和干物质积累两个阶段。这是由于返青后根中的营养物质供应地上部分生长，根系生长缓慢，7～8月地上部分生长迅速，光合产物向根系分配，根体积迅速增大，9月以后茎叶生长减缓、衰老，其光合作用产物和贮藏的营养物质向根部运输，使根干质量增加迅速。这充分说明在生长季节根系生长滞后于地上部分茎叶的生长，根系生长是在一定茎叶生长的基础上进行的，茎叶和根系均在7～8月进入迅速生长的阶段，对水分和养分需要量也相应较大。因此，生产上在7～8月应该加强田间管理，以确保获得较高的根产量。采挖苦参根也必须在10月下旬根干质量达到最高时进行。

六、苦参干物质积累及生物碱形成的规律

苦参的干物质积累决定了苦参药材的产量，而生物碱的形成在很大程度上

影响着苦参药材的品质。因此研究苦参干物质积累及生物碱的形成规律，对苦参的人工栽培管理具有重要意义。

苦参干物质积累及生物碱形成存在一定规律性。构建合理的群体，使中、后期叶片功能延长是苦参高产优产的关键。苦参5月10日至6月10日为地上茎叶构建期，苦参光合作用所制造的养分主要集中供茎叶生长之需要，6月10日后苦参生长由营养生长转向生殖生长。生产大田及时摘花打顶，养分便可转向根部积累；根部养分积累与生物碱形成存在同步增长的趋势，从6月中、下旬开始，逐月增加，9月10日至10月10日为积累形成高峰期，随后地上茎秆枯萎，根部失水而下降；根据地上茎叶构建和根部养分积累及生物碱形成的规律，大田生产中应在苦参前期追施氮素化肥，中期摘花打顶，后期增施磷、钾肥（或叶面追肥）及防治病虫危害，延长叶片功能期，促进干物质和生物碱向根部积累。

第三节 苦参的地理分布与资源变迁

苦参以自然资源为物质基础，由于历史文化、地理环境和社会发展水平不同等多种原因，各地区的苦参资源开发利用程度和应用范围存在着很大的差异。正品苦参来源于豆科槐属植物苦参（*S. flavescens* Alt.）的干燥根。目前发现红花苦参和毛苦参这两个苦参变种的干燥根可作苦参使用。

一、苦参

苦参（*S. flavescens* Alt.）为豆科槐属多年生植物，广泛分布于我国北纬37º～50º，东经75º～134º的范围内，全国各地均有分布，主要分布在太行山区、长白山区及秦岭一带。主产于山西、陕西、山东、四川、内蒙古、吉林、甘肃等地；生于山坡、沙地、草坡、灌木林中或田野附近，海拔1500m以下。印度、日本、朝鲜、俄罗斯西伯利亚地区也有分布。人工栽培现已成功，为苦参药材市场上的主要品种。图2-10为苦参种质资源圃。

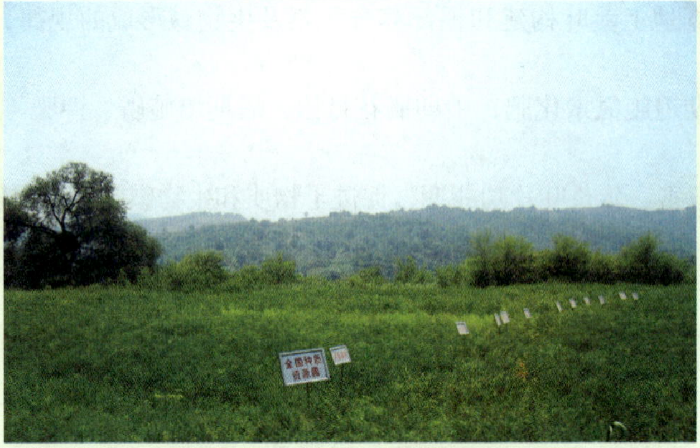

图2-10　苦参种质资源圃

二、红花苦参

红花苦参*S. flavescens* Alt. var. galegoides（Pall.）DC.，为苦参的变种，本变种与苦参的区别为：红花苦参的花为紫红色；产于安徽、浙江、贵州。根、茎、叶有杀虫作用。本种与毛苦参*S. flavescens* Alt. var. kronei（Hance）C. Y. Ma很相近，主要不同点为本种花梗上部具2枚小苞片。

三、毛苦参

毛苦参*S. flavescens* Alt. var. kronei（Hance）C. Y. Ma，也为苦参的变种。本变种与其他苦参相近中的主要区别为其小枝、叶、小叶柄密被灰褐色或锈色柔毛；荚果成熟时，毛被仍十分明显；产于河北、山西、陕西、甘肃、河南、湖北、山东、江苏等地；生境与苦参相同，海拔1000m以下。其根含苦参碱（matrine）和金雀花碱（cytisine）等，入药有清热利湿、抗菌消炎、健胃驱虫之效，常用作治疗皮肤瘙痒、神经衰弱、消化不良及便秘等症；种子可作农药；茎皮纤维可织麻袋等。

第四节　生态适宜分布区域与适宜种植区域

中药资源在空间分布上具有明显的地理分布特性，中药材生长与其生长环境的温度、湿度、降水量、日照等生态因子有密切关系。对中药材产地进行生态适宜性划分可对道地药材的形成演变进行初步分析。中药材区划研究需要从大量的原始数据资料中归纳出规律性结论。在“十一五”国家科技支撑计划等项目支持下，中国医学科学院药用植物研究所与中国测绘科学研究院、中国药材集团公司合作研发了“中药材产地适宜性分析地理信息系统”（Geographic Information System for Traditional Chinese Medicine，TCMGIS），首次成功引入了地理信息系统空间分析技术，并将地理信息学、气象学、土壤学、生态学、中药资源学、药材栽培学、药用动物养殖学等多个学科的理论和方法有机地结合起来，应用于中药材产地适宜性分析和数值区划，可快速分析和直观展示中药材适宜生长区域，使中药材产地适宜区分析的空间表达更加具体形象。根据翔实的数据和科学分析方法，以“生态相似度”来定量确定药材的适宜产地与种植区域，为中药材种植与推广提供数据支持与空间格局规划，对中药材生产具有重要的指导意义。利用该方法已对200余种药材进行了适宜性区划。

苦参在我国分布广泛，野生资源丰富，药材市场也以野生为主，栽培为辅，目前还没有进行全国范围的生态适宜性区划。熊厚溪等研究了毕节地区苦参的生态适宜性区划，发现影响野生苦参分布最重要的环境因子为最湿月降水量、最暖季降水量、年均降水量和坡度。但该研究仅限于毕节地区并不能作为全国苦参的生态适宜区划的最终指标。由于苦参对气候、土壤适应性强，资源分布广，在我国北方及西南地区均有大量分布，主产山西、陕西、山东、四川、内蒙古、吉林、甘肃等地；生于山坡、沙地草坡灌木林中或田野附近，海拔1500m左右。

第3章

苦参栽培技术

第一节　苦参种子种苗繁育

一、苦参繁殖材料

苦参以种子为主要繁殖与播种材料，亦可进行茎和根茎进行无性繁殖。

二、繁殖方式

（一）有性繁殖

种子繁殖，选择生长健壮、无病虫害的植株作为采种母株。于采种的前1年，加强田间管理，培育壮苗；增施磷钾肥，使籽粒饱满。当8～9月荚果变为深褐色充分成熟时，及时采下果实，晒干脱粒，扬净杂质，置通风干燥处贮藏备用。

（二）无性繁殖

1. 水平地下茎繁殖

苦参为直根系植物，由垂直主根、侧根、根茎部萌生的水平地下茎及水平地下茎上的不定根所组成。水平地下茎既可形成若干延伸茎芽，又可于第二年萌生出细弱的不定根，是无性繁殖的理想材料。

胡家福等人通过对苦参栽培技术的研究，结果表明采用无性繁殖法比有性繁殖法见效快、收益好，且无性繁殖栽培比有性繁殖栽培易于操作和管理。

2. 芦头切块分株繁殖

采挖苦参时，将芦头切下，视芦上的越冬芽及须根切块繁殖。苦参幼苗纤细，刚出土幼苗茎秆直径仅有0.08～0.1cm，因此给管理工作带来诸多不便，而采取育苗移栽的方法（大棚、露地育苗均可）是一种简便易行的办法。

3. 地上茎扦插

苦参的地上茎近地面5cm以上髓部组织为黄白色泡沫状，剪截后水分很快流失，粘贴于木质部的内腔壁上。虽可抽出新梢，但很难萌发新根，养分耗尽后，新梢随之枯萎，茎干上的韧皮部也软化腐烂。

（三）苦参组织培养快繁技术

苦参在绿色生物农药、抗癌医药以及无害饲料和兽药等应用研究领域的迅速发展，使得苦参的市场需求激增，而环境的破坏又加剧了野生苦参资源的紧缺，在这两方面的影响之下，人们对苦参的需求已经长期处于供不应求的状态，因此苦参组培快繁技术，作为一条资源供给的新兴途径，已经变得非常必要。

任巍威等对苦参组织培养及快速繁殖进行了系统研究，以苦参叶片、茎段、幼胚和胚轴为外植体，研究了外植体、激素种类配比、温度以及光照条件等对苦参诱导愈伤组织的影响，并对苦参芽的继代增殖和不定芽分化进行了研究，完善了苦参快速繁殖技术体系，为苦参工业化生产提供了理论基础。

第二节 栽培技术

一、选地、整地与施肥

苦参是深根系作物，喜欢湿润、通风、透光的生态环境。苦参抗逆性强，对生长环境要求不严，可选择玉米、小麦、马铃薯及其他药材等茬口，而蔬菜地块或果园因长期使用农药和化肥，农药残留较为严重，不宜种植苦参。虽然苦参对土壤要求不十分严格，但是由于根系较为发达，因此要选择土层深厚、排水良好、肥沃疏松、阳光充足的砂质壤土或腐殖质壤土。

选地后进行整地，冬前深耕结合施入充分腐熟的农家肥料，每亩耕地施腐熟农家肥1500～2500kg，深翻20～30cm，必须打破犁底层；耙碎土块，整平；南方地区，雨水充足，为排水减少涝害，需起垄栽培，整成垄距50～60cm、垄高25～35cm的生产田。

二、繁殖方法

（一）直播

采集的野生苦参种子中选择发育成熟、颗粒大而饱满的果实为种子，并经盐水选种。播种前进行催芽处理，可采用砂纸磋磨、98%浓硫酸处理和温水浸泡等方法（具体见本书第2章）。大田生产中也可采用机械撞击的方法对苦参种子进行处理，也可达到提高发芽率的效果。

苦参在近几年的人工栽培中均采用直播，还可条播、穴播或撒播。条播可采用耧播，按行距约40cm进行播种，每亩播种量为1.5～2.0kg。穴播时先将地面反复耧耙，按行距38～40cm划行、株距20～25cm刨穴，穴深3～5cm，每穴播种4～5粒种子，覆平，稍镇压。从管理的角度来看，以条播和穴播为好，便于中耕除草、追肥等田间管理的进行；而苦参种子的撒播在大田生产中极为少见。旱地或墒情较差的地块播种后要进行镇压以保墒、提墒，保持土壤湿润，12天左右即可出苗。

（二）育苗移栽

苦参幼苗纤细，刚出土幼苗茎秆直径仅有0.08～0.1cm，因此给管理工作带来诸多不便，而采取育苗移栽的方法是一种简便易行的办法。

1. **大棚育苗**

（1）育苗　首先用纸质营养钵装高为8～10cm，直径为4～5cm的营养土，各营养钵紧靠整齐排放，周围围土，浇透一次水，每钵点处理后的种子1～2粒，覆土1.5～2.0cm。冬末育苗，春末移栽。

（2）起苗　大棚育苗的起苗较为简单，纸质营养钵和土可以随苗一起移入大田，且不影响苦参的后期生长。

（3）移栽　春秋两季移栽成活率高。山西长治地区，春季4月中下旬为大棚苗外移的最佳时期。有水利条件的地方可落水定植。

2. **露地育苗**

（1）育苗　首先建凸型苗床，苗床按宽100cm作畦，畦长可视育苗数而定。畦与畦之间留凹沟走道。落水下种，按4cm×4cm点播，每穴点1～2粒经处理后的种子，覆细土1.5～2.0cm，地膜和杂草双覆盖以保温保湿，60%以上幼苗透土后揭去薄膜及覆盖物。露地育苗，晚春育苗，秋末移栽。

（2）起苗　苦参为肉质根、毛根不发达。起苗时要边起苗边放入纸箱或瓷盆中，放一层苗，压一层湿土，保持种根潮湿不风干，地上茎叶不受损，缩短移栽缓苗期。

（3）移栽　露地苗地上茎叶枯黄后起苗移栽，移栽时间以大地封冻前半个月为好，结合采挖，按芦头上芽的多少和根的生长状况将其分切成数株，作为繁殖材料。每株必须有根，壮芽2～3个。在整好的畦面上开横沟或直沟条栽，沟深可根据幼苗情况而定，将苦参苗放入沟内，芽头向上。然后，在整好的畦面上按行距65cm、株距50cm挖穴，穴深10cm左右，每穴栽入分根苗1株，栽后施入干肥粪或火土灰，用脚踩实，芦头覆细土2～3cm。

（三）根茎繁殖

在秋季，采用当地采挖的鲜活苦参根作种，挑选新鲜、肥厚的中上部根块，截成15cm左右长的小段，并将其下端削成马耳形备用。采用开沟播种，株距20～30cm，行距30cm，挖20cm深的沟，在沟中施农家肥，每公顷50 000kg，把削成马耳形的一端朝下，覆盖细土，浇透水。不论是种子繁殖或根茎繁殖的苦参播种约20天冒芽出土，一个月长出新叶。根茎繁殖的7月份出现花蕾，10月份种子成熟，11月开始出现脱落。进入冬季，苦参开始枯萎，倒苗，次年3月又重新发芽长枝，苦参的根系发达，地面植株长得越粗，地下根系越发达。在土壤疏松、深厚湿润处长势最佳。

结合采挖苦参可剪截水平地下茎，一芽一截成“T”字型，一株苦参可剪取多个横生茎芽，无茎芽的地下茎可截成10～12cm长茎段，均可生成新株。新生根芽生长，形成小植株后母体腐烂。为保证成活，不使细弱的不定根、芽脱水风干，可边剪截边贮放塑料袋中，运送大田按50cm×40cm定植。“T”字型茎芽按倒“T”字栽植，挖10cm深的穴，老茎水平置于穴底新芽向上，覆湿细土2～3cm。无芽茎段斜插地中，催根萌芽。

（四）扦插

同地上茎杆插操作。

（五）组织培养快繁技术

1. 组织培养的取材

将苦参种子种于营养钵中，培养条件为培养温度25～27℃，光照为16小时/天，待小苗长至10～15cm时，取其幼叶和幼茎备用。

苦参种子幼胚：采自尚未脱落的苦参植株的幼嫩种子，先用流水冲洗去除表面杂物，吸干水分后，在超净工作台上用消毒剂进行消毒处理后得到无菌种子，在无菌条件下剥去表皮，得到无菌幼胚，然后再取去掉完整胚乳的胚芽和带一部分胚乳的胚芽备用。

胚轴：将消毒灭菌的无菌种子在无菌水中浸泡2～3天，然后接种于培养基中，待长出胚芽1～2天后，取胚轴为外植体进行愈伤组织的诱导。

2. 外植体的消毒

外植体的表面以及内部总会带有微生物，这是组织培养过程中的主要污染源，所以外植体消毒是培养过程中首先要解决的问题。

首先应选择幼嫩壮实的外植体，通常认为老的材料要比幼嫩材料带的病菌多，大田自然生长的材料要比温室的材料病菌多，并且没有清洁干净泥土的材料也很容易带菌。挑选出优良的外植体后，就要面对消毒过程中最重要的环节，外植体表面灭菌。

对外植体的灭菌应遵循两大原则：最大程度的消除表面以及内部的微生物和降低消毒剂对外植体的伤害。所以，要根据植物的表面光滑程度、敏感程度和污染程度选择适合的杀菌剂以及浓度和消毒时间。

3. 苦参愈伤组织的诱导

苦参茎段：需要先将茎段带腋芽的部分去掉，截取上下芽点中间不带芽点的部分，带有芽点的茎段诱导出的愈伤组织会在分化不定芽时会产生影响，芽点在激素的刺激下容易增殖出丛生芽，容易和不定芽的分化混淆。接种时需要注意的是茎段需要稍稍嵌入平铺在培养基上，因为愈伤组织的诱导多在切口处，如与培养基接触不充分会降低诱导率，但嵌入太深会影响愈伤质量。一般情况下，直接将茎段竖直插入培养基，会使茎段底部生成容易褐化的坚实愈伤组织，这种愈伤组织生长缓慢分化能力很弱，所以接种的方式也会对茎段诱导愈伤组织有很大的影响。茎段诱导愈伤组织缺点是出愈伤较慢，大约需要15天，且苦参茎段较细弱，容易褐变死亡。

苦参叶片：一般在切口处诱导出愈伤组织，因为切口处分裂旺盛。任巍威试验选用苦参幼嫩叶片，将叶片切成小块接种在培养基上。在无菌条件下裁剪叶片时需要注意，尽量不要切出太多伤口，因为苦参叶片较为幼嫩，且叶片偏软，虽然切口多可能诱导愈伤组织会比较容易，但研究发现，越多的切口就对叶片造成越多伤害，反而会因为叶片切口处褐变而降低诱导率。诱导愈伤的开始阶段切口处会收缩，周围变厚，叶片卷曲颜色变淡，苦参叶片出愈伤较快，10天开始产生愈伤组织。

苦参幼胚：选取尚未脱落的苦参植株的幼嫩种子，种子尽量挑选绿色水嫩，颜色为黄绿色的也可以，剔除黑色干硬的种子，因为幼嫩的种子具有较强的活性且带菌较少。在无菌条件下切去表皮得到幼胚，然后再取用去掉完整胚乳的胚芽和带一部分胚乳的胚芽。研究发现，切掉完整胚乳的胚芽，因为受到的伤害较大且体积太小，比较不容易得到愈伤且容易感菌，故选择带一部分胚乳的胚芽为外植体。

苦参中胚轴：任巍威试验中的中胚轴是取自苦参种子消毒处理后，在无菌水中浸泡2～3天（使种子饱满容易萌发），然后接种在用无菌滤纸替代培养基的组培瓶中萌发而得到的（菌滤纸被无菌水略微湿透）。待种子长出胚芽即可进行取材。取种子中发育为地上茎的上胚轴、发育为地下根的下胚轴和它们之间的中胚轴为外植体进行愈伤组织诱导的试验。由于下胚轴和上胚轴外植体较小且较为柔弱，故较难得到愈伤组织，所以最后选择中胚轴为外植体来诱导愈伤。

4. 苦参不定芽的分化

一般苦参组织培养分化有两种主要途径：第一种是通过脱分化形成愈伤组

织再分化产生不定芽，得到完整植株；第二种是刺激芽点直接诱导产生丛生芽，从而完成整个途径。国内外苦参的快速繁殖研究多采用第二种。

将苦参的叶片、不带腋芽的茎段、幼胚和胚轴诱导出的愈伤组织切成小块（其中带胚芽的幼胚诱导的愈伤组织，会有胚芽发育成的幼苗，要全部切除，以免对不定芽的诱导产生误导，胚轴诱导的愈伤组织也要进行同样的处理），接种在不同浓度的6–BA和NAA或2，4–D的培养基上进行初代培养，继代周期为20天，观察不同外植体愈伤组织诱导不定芽的情况。

5. 芽的继代增殖

以消毒后的带腋芽的茎段外植体、在无菌条件下发育出胚芽的幼胚愈伤以及无菌种子萌发出的无菌幼苗（接种时将芽点尽量接近培养基）为初接种外植体，接种在附加不同浓度的6–BA的MS培养基上进行初代培养。

6. 苦参生根培养

无菌苗的壮苗：选用分化和增殖获得的不定芽，接种在不同浓度配比的6–BA和NAA的MS培养基中，观察芽苗的生长情况。

苦参芽苗生根基本培养基的筛选：待壮苗培养基培养产生的大量芽苗长至5～8cm时，接入1/2MS和MS培养基且附加NAA的培养基中，来筛选出苦参生根的基本培养基。

7. 试管苗移栽

生根培养后的幼苗，先暗处低温锻炼，再去膜置于室内自然光照锻炼，使幼苗慢慢适应外界自然地温度和光照，取出瓶苗，洗净黏附的培养基，移栽到营养钵中，控制温度和湿度，观察生长发育情况，20天后统计小苗移栽的成活率，最后便可在外界自然条件下正常管理。

三、田间管理

（一）间苗补苗

种子发芽出苗后，当苗高6～8cm时，按株距8～10cm间苗，按株距16～20cm定苗，每穴留壮苗1～2株。定苗后发现缺苗，于阴雨天带土移栽，达到苗齐、苗壮、苗全，提高有效收获株数，增加收益。如在种源较少的情况下，间出的幼苗也可另行移栽。定苗后田间的适宜留苗密度为5000～7000株，低肥地力每亩留苗5000株左右，中肥地力6000株左右，高肥地力7000株。浅锄垄背5～8cm，细抿松土。对二年和三年生苦参可早春顶凌耙耱，切毛管抿裂缝，保住返浆水。

（二）中耕除草

苗期要进行中耕除草和培土，保持田间无杂草和土壤疏松、湿润，以利苦参生长。在苦参植株的幼苗阶段，及时中耕除草，使幼苗正常生长。每年要中耕除草2～3次，防止草荒影响苦参的生长。由于杂草生长较快，应及时清除，并适当松土。齐苗后可结合浅锄疏苗进行第一次中耕除草，疏松表土，铲除杂草。第二次除草于6月中下旬进行，要求深锄，达到除草纳墒的效果。以后视田间杂草生长情况于立秋至处暑锄净行间杂草，减少来年杂草繁殖。播种后第二年和第三年苦参进入茂盛生长时期，5月上旬返青后要及时进行中耕除草；10月下旬苦参地上茎秆干枯，应及时铲除地上茎秆，清除杂草，并中耕培土。

（三）施肥灌溉

苦参是多年生的喜肥植物，增施肥料是苦参高产优质必不可少的关键措施。播种前结合土地耕翻亩施有机农肥1500～2500kg。播种当年6月中下旬定苗后，每亩开沟追施饼肥50kg、过磷酸钙50kg和适量的有机氮肥。

北方地区春季容易发生干旱，对于具备灌溉条件的土地应及时进行浇灌，以保证小苗的正常生长。当年株高20～40cm，一般不开花结实，秋季植株枯萎之后将枯枝清理干净，加盖10cm腐熟的畜粪，可以保护越冬芽，并对第二年的生长起到追肥的作用。播种后第二年5月份，此时苦参生长处于茂盛时期，要补充充足的养分，中耕除草后每亩追施复合肥15～20kg或清粪水50担。苦参在生长期，特别在7～9月份生长旺盛期，需要水分较多。若遇干旱季节，要在早晨或傍晚灌水抗旱，以保持土壤湿润。10月以后一般不再灌水，保持田间干燥，利于收获。天旱注意浇水，土壤贫瘠地区需增加施肥次数。注意保持土壤湿润，干旱及时浇水，雨季要开沟排水，以免积水烂根。对二、三年生的苦参在生长后期可以进行叶面追肥，追施磷酸二氢钾或尿素。

（四）摘花打顶

苦参第二年进入开花结籽期，开花结实将消耗大量营养物质，第二年每亩可产种子20～25kg，第三年每亩产籽量猛增至40～50kg。一般生产1kg种子需要耗去3.3kg的干物质。摘花打顶对苦参的生物碱含量也有一定的作用，较对照组提高9.8%。因此在第二、三年的田间管理工作中，除留种田外，在6月份进行打顶处理，及时打除花序，减少生殖生长所消耗养分，促进养分向根部积累，使养分集中于地下，促进根部生长，有利于增产，苦参根条产量明显增长。苦参摘花打顶可减少养分消耗，促进养分向根部积累，可显著提高根条的产量。因此在第二、三年的管理工作中，摘花打顶就应列为首要措施去实施，否则将会严重影响苦参根条产量的增长。

（五）割茎处理

苦参地上茎未干枯前割除有利于生物碱的形成转化，而苦参生长旺盛期不能进行割茎处理，会严重影响根条产量；苦参干物质积累后期（10月上旬），叶片枯黄时进行割茎，可有效地稳定产量，减缓生物碱降低。

四、病虫害防治

病虫害的防治历来是农业生产中的一个重要环节，而且是最困难的一个环节。长期以来在药用植物的栽培生产过程中，由于管理较为粗犷，导致病虫害及其防治问题十分突出，成为影响药用植物产量和中药材质量的重要因素。因此，加强药用植物的规范化管理，重视病虫害的有效防治，是保证药用植物优质、稳产、高效的关键措施。

在苦参药材的栽培生产过程中，受到病原生物的侵染或不良环境条件的影响，正常新陈代谢遭到破坏和干扰，从生理功能到形态构造上发生一系列反常的病变现象，称为病害。苦参的病害与其他作物病害在病原病因、症状特点、发生和流行规律以及防治措施上基本相同。

此外，鼠害防治也是苦参栽培中的重要部分。鼢鼠挖洞采食，主要食苦参的根，也应采取必要的防治措施。

（一）病害及其防治

1. 非侵染病害

由非生物因素如环境条件恶劣或营养失调引起的病害称生理性病害或非侵染性病害。按照病因不同，可以分为：

（1）药用植物自身遗传因子或先天性缺陷引起的遗传性病害或生理病害。

（2）物理因素恶化所致病害　大气温度过高或过低引起的灼伤或冻害；大气物理现象造成的伤害，如风、雨、雷电、雹害等；大气与土壤水分和湿度的过多或过少，如旱、涝灾害；农事操作或栽培措施不当所致病害，如密度过大、播种过早或过迟、杂草过多等造成苗瘦发黄，矮化及不结实等各种病态。

（3）化学因素恶化所致病害　肥料元素供应过多或不足，如营养失调症或缺素症；大气与土壤中有毒物质的污染与毒害；农药与化学制品使用不当造成的药害。

在一定的栽培区域内，当生长条件不适宜或有害物质的浓度超过了它的适应范围时，正常的生理活动就受到严重的干扰和破坏而发生病变。这类病害的诊断有时很困难，在田间多呈大面积同时发生，病部表现症状的部位有一定的规律。非侵染病害主要有物理因素所致病害，化学因素所致病害及遗传性病害。苦参的病害主要是由物理、化学因素所引起的，而遗传性病害尚未发现。

2. 侵染性病害

药用植物的侵染性病原是病原生物。目前已知的药用植物病原生物有真菌、细菌、病毒、类菌原体、寄生性线虫及寄生性种子植物等。

（1）真菌

①苦参白粉病

症状：主要发生于苦参叶片正面，开始出现极小的白色稀疏粉状物，随着病害的发展，粉状霉层不断加厚，病斑面积不断扩大，通常占据叶片面积的20%～25%。白色丝状物从每个中心点向四周放射状扩展，此特征不同于常见的其他植物白粉病。受害部位由绿变褐，无霉层覆盖部位逐渐变黄，致使全叶卷曲，最终脱落。该病也可侵染叶柄和果荚，但无明显放射状病征。

病原：菌丝白色，分隔不明显，有分枝，宽2μm。仅有粉孢子（*Oidium sp.*），未检查到有性阶段的闭囊壳。粉孢子卵圆形、圆柱形或长卵圆形，大小为（5～7）μm×（14～18）μm。

发病率及发病规律：7月中下旬开始发病，9月中旬达高峰期。发病率因栽培环境、栽培方法、品种等因素的不同而异，植物上部叶片发病多于下部叶片。

防治：发病初期用25%粉锈宁可湿性粉剂800倍液、70%甲基托布津可湿性粉剂800倍液或50%多菌灵乳油600～800倍液喷雾防治。

②苦参叶斑病

症状：发病初期叶片出现褐色小点，后病斑扩大、变白，病斑呈圆形，直径3～8mm。病斑上出现黑色小颗粒，颗粒埋于叶片皮层之下，颗粒物排列成同心轮纹。发病叶片在病斑以上逐渐变黄，提早脱落。

病原：分生孢子器黄褐色，直径160～186μm。分生孢子器在水中极易破裂，释放出大量的分生孢子。分生孢子卵圆形、长卵圆形，大小为（4～8）μm×（2～3）μm。鉴定为槐生叶点霉（*P. Sophoricola*）。纯培养菌落略突起，正面白色，背面黄色。培养1周后生长在基质内的菌丝产生大量的黑色颗粒状物（分生孢子器），向外放射状排列。

发病率及发病规律：仅发生于大田栽培植株上，盆栽试验中未见发生。不同品种上的发病率不同，在岷山苦参上的发病率最低（5%），而成县苦参上的发病率最高（34%），河南（8%）和河北（15%）苦参次之。一般仅在7月发病，此后未见新增病叶。

防治：实行轮作；种子、种苗用50%多菌灵或65%代森锌600～1000倍液消毒；发病初期用100倍波尔多液喷洒叶片，每7～10天1次，连喷2～3次。

③苦参根腐病

症状：发病初期由须根、支根变褐腐烂，逐渐向主根蔓延，最后导致全根腐烂，直至地上茎叶自下向上枯萎，全株枯死。

病原：引起根腐病的病原菌种类多达10多种，其中危害严重的有尖孢镰刀菌、禾谷镰刀菌、茄腐镰刀菌、燕麦镰刀菌、立枯丝核菌、终极腐霉菌、褐杆病菌等。该病也与地下线虫、根螨的为害有关。

发病规律：一般多在3月下旬至4月上旬发病，5月进入发病盛行期。

防治：实行轮作；选择排水良好的地块种植；播前翻晒土壤；发病初期可用5%石灰石浇根，或用1%硫酸亚铁在病穴消毒。

④苦参白绢病

症状：常在近地面的根处或茎基部，出现一层白色绢丝状物，严重时腐烂成乱麻状，最终导致叶片枯萎、全株死亡。

病原：菌丝白色、疏松或集结成线形紧贴于基物上，形成菌核。菌核表生、球形或椭圆形、油菜籽状，直径0.4～1.2mm，初为乳状，逐渐变成米黄色，绢丝状，从中心向四周辐射状扩展，形成菌核，直径为0.5～1.7mm。

发病规律：一般6月上旬至8月中旬的雨季或土壤受渍条件下发病。

防治：与禾本科植物轮作，轮作期在4年以上；整地时每亩用1kg五氯硝基苯翻入地中；用50%退菌特1000倍液浸种秧后栽植；在菌核形成前拔除病株并挖出病土，在病穴撒施石灰粉，加入新土。

⑤苦参立枯病

症状：立枯病仅在苗期发生，幼苗和幼株主根及近地面茎基部出现红褐色稍凹陷的病斑，后变赤褐色。病部皮层开裂呈溃疡状，病菌的菌丝最初无色，以后逐渐变为褐色，病株矮小，生育迟缓。病害严重时，病部缢缩，植株折倒枯死。

病原：菌丝丝状，具分枝，分枝处常有缢缩，初无色，后深褐色，菌丝宽度不等，宽处12～14μm。菌核由桶状细胞结聚形成，初白色，后呈深褐至黑色，形状不一，常结合成块，直径1～10μm或更大。有性阶段生在深褐色菌丝上，形成灰色子实层，层内混生有担子，其顶抽出4个小枝，顶生单个担孢子，担孢子无色透明，卵圆至椭圆形，大小（4～7）μm×（8～13）μm。

发病规律：病菌发育适温20～24℃，阴雨多湿、土壤过黏、重茬发病重。播种过密、间苗不及时、温度过高易诱发本病。

防治：实行轮作；种植密度要合理；发病初期可用退菌特可湿性粉剂1000倍液喷洒，或用上述农药拌细土撒于茎基部，每10天撒1次。

（2）细菌　苦参易发生苦参枯萎病。

症状：发病初期，下部叶片失绿，继而变黄枯死。重茬地、排水不良的黏土地发病严重。

病原：假单胞杆菌菌体大小（0.5～1）μm×（1.5～4）μm，具端鞭毛，能运动。有些菌株产生荧光色素或红、蓝、黄、绿等水溶性色素，不发酵糖类。

发病规律：发病适温为24～28℃，相对湿度为70%以上。

防治：合理轮作；选用抗病品种；种子消毒；栽培防病，病株烧毁并深埋；增施腐熟有机肥，追施磷钾肥，以增强抗性；合理灌水；药剂防治，发病初期用多菌灵、甲基托布津等药剂喷洒处理。

（3）寄生线虫　苦参的大田生产中易发生，且造成损失的寄生线虫主要为根结线虫病。

病症：由于根结线虫的寄生，在药材根部长了许多瘤状物，致使植株生长缓慢、叶片发黄，最后全株枯死。

病原：根结线虫雌雄异体，幼虫呈细长蠕虫状，雄成虫线状，尾端稍圆，无色透明，大小（0.03～0.04）mm×（1.0～1.5）mm。雌成虫梨形，多埋藏在寄主组织内，大小（0.26～0.81）mm×（0.44～1.59）mm。

发病规律：土温25～30℃，土壤湿度为40%～70%条件下线虫繁殖很快，易在土壤中大量积累，10℃以下停止活动，55℃时10分钟死亡。

防治：土壤消毒。在播种或定植前，每平方米用菌线威0.3～0.5g，兑水3500～7500倍液或对过筛湿润细土200～500倍均匀喷洒或撒施在土表上，有条件的可用地膜覆盖48～72小时；或每公顷用5%线净3～4kg，拌细土均匀施入播种沟或播种穴内；生长期（发病期），用菌线威3500～7000倍液，浇灌植株基部。最好与禾本科作物轮作或水旱轮作综合防治。

（4）病毒　目前，苦参常见的病毒病是黄瓜花叶病毒和烟草花叶病毒，致病性强、致病力大、传染性高，能改变寄主的正常代谢途径，使寄主细胞内合成的核蛋白变为病毒的核蛋白，所以受害植株一般在全株表现出系统性的病变。对于病毒病的防治应采取选育抗病植株、防治蚜虫以及加强栽培管理的综合防治方法。

（二）虫害及其防治

农业害虫是人类从事农业生产活动的产物。这是因为栽种作物的单一化，为某些植食性昆虫提供了丰富的食料条件。同时，削弱了天敌对有害生物的自然控制作用，再加上一些栽培管理措施为某些种类创造了适生环境，这样就使这种昆虫得以超常量发生。在同一块地连续重茬种植苦参，就会增加虫源，危害加重，为大田生产带来了重大经济损失。

1. 食叶性害虫

食叶性害虫是以苦参叶为营养的害虫，幼虫为咀嚼式口器。种类很多，主要分属在四个目：鳞翅目，包括其中的最多种类，以蛾类最为重要，如刺蛾类、蓑蛾类、毒蛾类、尺蛾类、舟蛾类、灯蛾类、大蚕蛾类等；鞘翅目的甲虫类；膜翅目的叶蜂类；直翅目的负蝗等昆虫。

2. 食花害虫

芫菁以5龄幼虫在土内越冬，6月下旬开始羽化为成虫，7、8月间为害最严重。成虫白天活动取食，以中午最盛，群集取食，成群迁飞，喜食植物心叶和花等幼嫩部分，有时将整个花序啃食掉，严重时将植株食为光秆。

防治：秋季深翻土地，使越冬假蛹暴露土面被冻死，减少越冬虫源；人工网捕成虫，根据芫菁成虫的群集为害习性，可发动群众用网捕捉或用木板拍杀。注意皮肤勿接触成虫；用 50%的乐果800～1000倍液喷杀，1次即可见效。平时勤观察，做到早发现、早防治，少量的可以人工捕捉，以便减少农残。

3. 刺吸性害虫

蚜虫又称蜜虫、腻虫等，多属于同翅目蚜科，为刺吸式口器的害虫，对气候的适应性较强，分布很广、体形小、繁殖力强，种群数量巨大。夏季4～5天就可繁殖一代，1年可繁殖几十代。由于大量繁殖，嫩叶、嫩茎、花蕾等组织器官上很快布满蚜虫，使危害加重。蚜虫以刺吸式口器刺吸植株的茎、叶，尤其是幼嫩部位，吸取植物体内养分，常群居为害，造成叶片皱缩、卷曲、畸形，使花卉生长发育迟缓，甚至枯萎死亡。蚜虫的分泌物不仅直接危害植物，而且还是病菌的良好培养基，从而诱发煤污病等进一步危害植物。

防治：用鲜辣椒或干红辣椒50g，加水30～50g，煮半小时左右，用其滤液喷洒受害植物有特效。或者用洗衣粉3～4g，加水100g，搅拌成溶液后。连续喷2～3次，防治效果达90%以上。也可将洗衣粉、尿素、水按1：4：100的比例，搅拌成混合液后，用以喷洒植株，可以收到灭虫、施肥一举两得之效。

对于化学药剂防治可及时喷洒50%辟蚜雾超微可湿性粉剂2000倍液或20%灭多威乳油1500倍液、50%蚜松乳油1000～1500倍液、50%辛硫磷乳油2000倍液、80%敌敌畏乳油1000倍液。

其他还可以结合一般生物防治方法如保护瓢虫、草蛉等天敌；施放真菌，人工诱集捕杀等生物防治法，清除枯枝杂草等病虫残物，选育和推广抗性品种，施用农药等，最好的方法就是因地制宜，综合防治。也可放置黄色诱蚜板诱杀有翅蚜，再结合栽培措施，通风透气，控制水肥，保护并饲养释放天敌等，会在一定程度上预防蚜虫的大面积的发生。

4. 蛀食性害虫

苦参的蛀食性害虫现已发现的为苦参螟蛾。其卵椭圆形，初产卵为白色，渐变淡黄色，被黏膜黏附在苦参茎秆上，卵直径约1.0mm，单粒偶有双粒。卵期5～7天。幼虫，初孵幼虫，体长1.3～1.5mm，头褐色，宽0.1～0.2mm，幼虫孵化后蛀茎危害。老熟幼虫在秋季，体长16mm，体色淡黄色，头部宽2.0mm，棕红色。蛹，为围蛹，棕色，腹七节，圆柱形，直径约2.1mm，长9.98mm。老熟幼虫化蛹要在茎秆隧道内靠壁一边筑一丝状茧巢化蛹。蛹期25天左右。成虫，体长9mm左右，黑褐色，翅有黑色、褐色、灰黄色条纹，翅后有绒毛，虫触角丝状4～6mm，三对足，股灰褐色，趾黑褐色，胸腹均为灰褐色，静止收翅，行走展翅。雄虫身体长8.5mm，展翅16mm，触角3.0～3.5mm丝状，翅黑褐色，有月牙状灰白斑。雌虫身体长9.0mm，展翅18mm，翅黑褐色，后缘有1.0～1.2mm长的绒毛，腿上有金鳞状物。钻心虫对温度的适应范围广，7～35℃都能生长发育，最适环境温度为26～30℃，相对湿度70%～80%。

防治：选用抗虫品种，平伸型茎芽苦参；第一年和第二年秋季结合割秆断茎培土来防治苦参螟蛾；清除田间杂草，减轻地面空气湿度。

5. 地下害虫

地下害虫是指一生或一生中某个阶段生活在土壤中危害植物地下部分、种子、幼苗或近土表主茎的杂食性昆虫。我国记载的地下害虫约324种，隶属于8目38科，包括地老虎、金针虫、蛴螬、根蛆、根蚜、拟地甲、根象甲等。地下害虫发生的特点是分布遍及全国各地，在农田、林地、果园、草原等均有发生；多数种类的生活周期和危害期很长，寄主种类复杂，且春秋两季危害较为严重，主要危害植物的种子、地下部及近地面的根茎部；发生与土壤环境和耕作栽培制度的关系极为密切。在苦参栽培过程中，药田常常遭受地下害虫如蛴螬、地老虎、金针虫、蝼蛄等危害，直接影响苦参幼苗的生长，造成药苗枯萎、植株生长不良，药材品质及产量降低。因此，如何有效地防治药田地下害虫是保证植株生长健壮、提高产量的关键。

防治：秋季深耕：秋季深耕土壤30cm左右，并随耕拣虫，翻耕可以破坏害虫生存和越冬环境，减少次年虫口密度。

粪肥处理：未腐熟的农家肥是地下害虫产卵繁殖的场所。因此，药用植物施用农家肥时，不能使用未腐熟的农家肥，对未腐熟的农家肥，施用时每亩用5%的西维因500g进行无害化处理，效果较好。

清理田园：杂草是地下害虫产卵及隐蔽的主要场所，秋季苦参茎秆枯黄后进行割茎清园，中耕培土，可减少越冬幼虫和蛹的数量，同时，在作物出苗前或地下害虫1～2龄幼虫盛发期，及时铲尽田间杂草，减少幼虫早期食料，也可消灭部分幼虫和卵。将杂草深埋或运出田外，沤肥，可消除害虫产卵场所。

药液灌根：苗期害虫猖獗时，如发现断苗且幼虫入土，可用90%晶体敌百虫800倍液、50%二嗪农乳油500倍液或50%辛硫磷乳油500倍液，任选以上一种药液灌根，选择距根部8～10cm，深度为8～10cm处注射60～80ml，隔8～10天灌一次，连续灌2～3次，可杀死地老虎、蛴螬和金针虫等地下害虫。

撒施毒土：每亩用50%辛硫磷乳油500g，拌细沙或细土25～30kg，在药用植物根旁开沟撒入毒土，随即覆土；或结合锄地中耕将毒土施入，可防治多种地下害虫。

灌水灭虫：水源条件好的地区，在地老虎发生后及时灌水，可收到理想的灭虫效果。

人工捕捉：对于地老虎的幼虫，每天清晨到田间扒开新被害药苗周围附近的表土，捕捉害虫，集中处理。

诱杀成虫：利用高压黑光灯、搪瓷盆等方法来诱杀成虫。

目前，地下害虫的防治仍以化学防治为主，但生物防治研究也发展迅速，特别是昆虫病原线虫在地下害虫防治中的应用已取得了很大的进展。地下害虫天敌种类虽多，但国内正在试验中的仅有卵孢白僵菌、乳状芽孢杆菌和线虫等。今后应大力开展其天敌种类的调查和引进，研究其保护和利用的可能性。

同时，还需开发农业防治和其他配套防治技术，以提高综合防治的水平。

（三）苦参草害及其防治

1. 山苦荬

别名：苦菜、兔儿菜、鹅仔菜、燕儿尾等。多年生草本，高10～30cm，茎叶有乳汁。山苦荬为根蘖型草本。以种子和根蘖进行繁殖，但以营养繁殖为主，在北方地区一般4月上、中旬返青，4～5月为营养期，5～6月为开花期，6～7月结实，其后为果后营养期，10月上旬枯黄。

2. 田旋花

田旋花为旋花科多年生草本植物，近无毛。根状茎横走。茎平卧或缠绕，有棱。

3. 青蒿

青蒿为菊科一年生草本植物，全株黄绿色，有浓烈的挥发性香气。

除了以上3种主要杂草外，苦参大田中还常见的杂草有禾本科的稗草、狗尾草、牛筋草、灰绿藜、反枝苋、碎米莎草等。由于杂草具有种类繁多，传播方式多样，繁殖与再生力强，生活周期一般都比作物短，成熟的种子随熟随落，抗逆性强等特点，彻底防治难度极大。农田杂草与苦参植株争夺养料、水分、阳光和空间，妨碍田间通风透光，增加局部温度，有些则是病虫的中间寄主，促进病虫害发生，严重影响苦参植株的生长，从而降低苦参药材的产量和品质。由于GAP相关政策规定及限制了大部分除草剂的使用，这更为苦参草害的防治工作带来了困难。对于苦参草害的防治主要采用管理措施和综合防治的方法。

对于荒地种植苦参采取伏耕灭草的方法，对于种植田应采取中耕除草，人工拣净其根茎，才能防治；采用科学的雨季套种，利用苦参与玉米套种来抑制杂草生长，可明显地减轻杂草的危害；还要清除苦参田地四周与沟渠边地杂草；杂草防治应推广以农业措施为基础，人工除草为补充的综合防治原则，建立生态农业，改善生态环境，为栽培出高产优质的苦参中药材提供适宜的田间环境。

（四）苦参鼠害及防治

鼢鼠，又名地羊、塞隆，体形像普通老鼠，头大而扁，视觉极不发达；背毛银灰色而略带淡赭色；体型粗壮，体长15～27cm；吻钝，门齿粗大；四肢短粗有力，前足爪特别发达，是挖掘洞道的有力工具；眼小，几乎隐于毛内，视觉差，有“瞎鼠”之称；耳壳仅绕耳孔很小皮褶；尾短，略长于后足，被稀疏毛或裸露；毛色从灰色、灰褐色到红色。鼢鼠一般栖息在土壤潮湿、疏松的洞中，活动时间为春季从春分到小满，秋季从秋分到寒露，一般每天上午8:00～12:00活动最频繁，有时下午15:00～16:00也有活动，主要吃苦参的根，一般挖洞采食。

防治方法：可用鼠夹、鼠笼等工具捕捉；鼢鼠复苏后，用磷化锌0.5kg、大油0.5kg和炒熟的豆饼或黄豆粉20kg混拌成毒饵，撒在参地周围；鼢鼠活动活跃期，依据鼢鼠的地下生活习性，可采用破坏鼢鼠洞穴，利用鼢鼠修复洞穴的时间将其拦截捕捉。

第三节　苦参的采收与加工技术

一、苦参的采收

苦参的采收是一项要求较为严格的科学性工作，因为苦参植株只有生长发育到一定时期，并在一定时间范围内进行采收，才能使收获的苦参药材质量有所保证。苦参药材的质量由许多因素构成，除了生长年限、采收期之外，还与其生态环境、田间管理措施、采收、加工方法、农药残留和重金属含量有关。

我国历代医药学家都非常重视采收的问题，梁代陶弘景曾云："其根物多以二、八月采者，谓春初津润始前，未充枝叶，势力淳浓也；至秋枝叶干枯，津润归流于下也，大抵春宁宜早，秋宁宜晚，花、实、茎、叶，各随其成熟尔。"元代的李杲曾云："凡诸草、木、昆虫，产之有地，根、叶、花、实，采之有时。失其地，则性味少异；失其时，则气味不全。"其他的医药家也多有著述。这些宝贵的实践经验对当今的采收工作仍然有一定的指导和借鉴作用。

随着科学技术不断提高，中药材的采收作为中药现代化的一个重要组成部分，必须从多学科角度加以系统性研究，最终完善采收加工制度。苦参药材仅有一部分来源于家种，很大一部分仍依靠野生资源来补充，由于没有一个统一的、可执行的采收标准，药材质量参差不齐，不仅浪费了中药材资源，而且破坏了生态资源。苦参药材的采收年限、最佳采收时间的确定及其采收、加工方法对苦参药材的产量和质量有着重要的影响。

（一）采收年限

苦参属于根和根茎类的药源植物，采收年限较长。苦参的采收年限对苦参药材的产量、质量及经济效益均有很大影响。苦参生长2～3年，其生物碱含量便可达到3.0%左右，根可在栽种2～3年后的9～10月茎叶枯萎后或3～4月出苗前采挖。直播苦参较为适宜的采收年限为3～4年，育苗移栽的苦参以2～3年采收；苦参的寿命长达10年以上，但是从人工栽培的经济效益来讲，以3～4年为适宜的采收年限。四年生以上苦参植株，光合产物向根部的运输和累积减少，根部产量增加缓慢。

（二）采收时期

适期采收是确保苦参质量的关键，既要短期采挖，又要使苦参生物产量利用最大化（茎、叶、种），苦参生物碱含量与采收期存在着一定的相关关系。

苦参的适宜采收期为秋分至小雪。在苦参叶片脱落始期的9月20日至10月10日为最佳采收期，可采取先割取茎叶，后采收参根的方法。

（三）采收方法

采收时可用机械或人工挖取。

人工采挖时，用镢头或铁锹先在行内开一深约40cm的沟，然后沿沟向沟一侧翻土，刨出全株，按根的自然生长情况，分割成单根，去掉芦头、须根，洗净泥沙，晒干或烘干即成。每亩可产干品药材700kg左右。每人每天可采挖苦参鲜根100～150kg。人工采挖的优点在于能够整条采挖，减少损失；缺点是采挖速度慢，效率低，成本高。

机械采挖的优点在于适宜大面积采挖，速度快，效率高；缺点在于采挖深度不够，根条易折断，损失较大。采挖后的苦参根茎除净泥土，根据需要进行修剪，除去无用部分，如残茎、叶、须根等。在苦参大面积生产中，一般采用机械采收。

二、苦参的加工技术

2015年版《中国药典》（一部）苦参项下规定：春、秋二季采挖，除去根头和小支根，洗净，干燥，或趁鲜切片，干燥。可以看出，关于苦参的加工工艺既有饮片生产企业的传统炮制，又有趁鲜切制。

目前市售苦参饮片一般有两种来源：一是饮片生产企业传统炮制，二是产地片，即产地药农小作坊趁鲜切制而来。饮片质量参差不齐，究其原因主要有：一是药材来源不同，不同产地质量差异较大；二是不同饮片生产企业炮制工艺不稳定，影响苦参饮片的质量；三是产地药农往往凭经验小规模操作，使得饮片质量良莠不齐。

（一）产地加工技术

苦参的产地加工包括去杂、清洗、整条、脱水、切片、干燥、吸尘吹屑这几个工序。

1. 去杂

去杂是清除混在苦参根条中的杂质的净选方法，在去杂过程中要求除去非药用部位。不仅要除去残留的苦参茎基、杂草、腐烂根等，亦要除去混入的其他草树根及根茎，还要将芦头、根条切开分类。苦参饮片加工中抖土、清除杂质程序不可简化，要严格按照程序进行。

2. 清洗

清洗是除去苦参根条上黏附的泥土等杂质的一种行之有效的方法。为了减少活性成分的损失，一般在苦参根条采收后，趁鲜水洗，再进行加工处理。此外，清洗后的苦参根条要在沥净明水后立即加工，以防受到损伤的苦参根条腐烂变质，从而影响苦参的药材质量。

3. 整条

将清洗后的苦参根条整理、检查，然后根据根条直径分级。苦参根条直径在2.5cm以上为一级，1～2.5cm为二级，1cm以下为三级。

4. 脱水

为避免湿切连刀、碎片问题，整理后经清洗的根条、芦头要晾晒脱水，至半蔫时切片，脱水率以15%～20%为宜。

5. 切片

苦参根条较大，往往要趁鲜时切成片，利于干燥。当根条半蔫时用切药机切片，一台机器配两人即可，切片为圆片，厚度要求3～6mm；苦参饮片厚度以5mm下刀为好，成片率最高，约为97%，较3mm下刀，碎屑率降低7%。切片过程中要克服连刀和碎片问题，保证切刀的锋利并勤换刀片。苦参根条的出片率43.88%，好片率97.74%。

6. 干燥

干燥是苦参药材饮片加工的重要环节。干燥的目的是及时除去苦参新鲜根条中的大量水分，避免发霉、虫蛀以及活性成分的分解和破坏，保证药材的质量，有利于贮藏。

（1）干燥的标准　苦参药材干燥的标准即以贮藏期间不发生变质霉变为准。《中国药典》对苦参饮片的水分要求为不得超过11%，可采用烘干法，甲苯法及减压干燥法等检测苦参饮片的含水量。但在实际工作中，药材干燥的经验鉴别亦很重要。常用的经验鉴别法有：

干燥的苦参药材饮片断面色泽一致，中心的木质部与外层的韧皮部有明显的分界线，可见放射状纹理或裂缝。如果断面色泽不一致，说明药材内部还未干透。断面色泽仍与新鲜时相同，也是未干燥的标志。

干燥的药材质地硬、脆，牙咬、手折都费力，不易折断，干燥的苦参饮片断面纤维性，质地柔软的尚未干燥。

（2）干燥的方法　苦参药材理想的干燥方法是要求干得快、干得透，干燥的温度不至于破坏苦参药材的活性成分，并能保持原有的色泽。干燥的方法分为自然干燥法和人工加温干燥法。

①自然干燥法　利用太阳的辐射、热风、干燥空气达到药材干燥的目的。晒干为常用方法，是利用太阳光直接晒干，一般将苦参切片铺放在晒场或晒架上晾晒，是一种最简便、经济的干燥方法，苦参根条含挥发油较少、晒后基本不易爆裂，宜采用此法；苦参根条的含水量较大，约为55%，晾干或阴干的干燥方法不宜采用，因为晾干或阴干是将药材放置或悬挂在通风的室内或荫棚下，避免阳光直射，利用自然热风、干风进行干燥，苦参根条切片中的水分在空气中自然蒸发而干燥，水分散失缓慢，耗时费工，大量生产加工中不宜采用。此外，若遇阴雨天气，易引起苦参切片发霉变质。

②人工加温干燥法 人工加温可极大缩短药材的干燥时间，而且不受季节及其他自然因素的影响。利用人工加温的方法使药材干燥，重要的是严格控制加热温度。根据加热设备不同，人工加热干燥法可分为炕干、烘干、红外干燥法等。现一般多用蒸汽进行烘干。具体方法有直火烘烤干燥、火炕烘烤干燥、蒸汽排管干燥设备（利用蒸汽热能干燥）、隧道式干燥设备（利用热风干燥）、火墙式干燥室、红外与远红外干燥、微波、冷冻干燥设备等。一般温度以50～60℃为宜，此温度对苦参药材的成分没有多大破坏作用，却能很好地抑制酶的活性。温度如果超过80℃，会使苦参饮片的表皮颜色由原来的黄棕色变成红棕色，从而影响苦参饮片的外观品质。

7. 吸尘吹屑

对晒干的苦参片用需将除灰尘、碎屑去除，以达到饮片干净的目的。

8. 产地加工中应注意问题

（1）加工场地 加工场地应就地设置，周围环境应宽敞、洁净、通风良好，并应设置工作棚（防晒、防雨）及除湿设备，并应有防鸟、禽畜、鼠、虫的设施。

（2）防止污染 在中药材产地加工中，常常因为加工方法不当，引起污染导致中药材质量下降。

①水制污染 水制过程中的污染主要是水质问题。苦参饮片的加工过程中

需水洗的应水洗，使之洁净，以除去泥沙等杂质。但由于水质不洁，会引起苦参药材的污染。因此，水源的水质好坏，直接影响加工药材的质量。如某中药仓库在市郊，靠近一个化工厂和一个大理石加工厂，且该处地势低洼，地下水位高，水质不好，直接影响了药材的加工洗泡的质量，经抽检，不合格的水样导致药材中砷的含量超标。

②熏制污染　药材加工中有用硫磺熏制药材，用以漂白、杀虫的目的。青岛药检所检查了金银花用硫磺熏制前后含砷量的变化。结果表明，产地在采收金银花后以硫磺熏干，既可防止霉变又可杀虫，外观也较洁白整齐，但所用的硫磺经检测导致其含砷量为50～300μg/g。从实验结果可以看出，用硫磺熏4小时后与熏前相比，含砷量明显增加。而在苦参饮片的加工过程中，无需使用熏制。

（二）传统炮制技术

2015年版《中国药典》（一部）苦参炮制项下规定：除去残留根头，大小分开，洗净，浸泡至约六成透时，润透，切厚片，干燥。

苦参的传统炮制工艺主要包括拣选、洗润、切制和干燥工序。

1. 拣选

拣去杂质，除去残存根头，并按大小分成两档，使得非药用部位、杂质<2%。

2. 洗润

将大批量的苦参干燥药材投入滚筒式洗药机或者洗药池中快速清洗，去除表面泥沙；浸泡2～3小时，排水，闷润；中途适时适量喷雾淋水，外覆湿布润制，润制时间最长不超过48小时。若大个难以润透，则须中途淋洒50～60℃热水，按上法继续闷润至透；若小个伤水，则应取出晾至表面无水分，不滑手，不黏手为止。此工序耗时较长，有些企业在生产过程中，为了节约时间，直接将苦参干燥药材浸泡过夜进行软化处理。

3. 切制

将软化好的苦参药材，整齐摆放于高速截断往复式切药机上，调节刀片，使切制厚度3mm左右。切片时，如遇气候干燥，气温偏高，空气中的相对湿度较低时，应注意防止苦参表面干燥，紧刀难切，则应少量取出，或取出后立即盖上湿布等物，保持湿润，易于切片，且片型较好。另外，鉴于苦参纤维性较强，切制时要保持刀片锋利，否则易出现连刀片等异形片。

4. 干燥

切制后及时干燥，一般采取50～60℃低温干燥，干燥4～5小时。目前不同饮片生产企业常采用的干燥方式有隧道式烘房、低温干燥机、热风循环烘箱、蒸汽炕等。

（三）苦参加工技术现状分析

产地加工技术无需消耗较长时间将药材晾干，然后再消耗较长时间对干燥药材进行软化的过程，相对于传统炮制可以节省大量的人力、物力、财力，提高生产效率，对于质地坚硬、纤维性强、大小悬殊的苦参药材尤为适宜。但是目前苦参趁鲜切制技术仍停留在产地药农的小作坊经验性加工的水平。

饮片生产企业因为担心运输、储存等问题，很少将苦参趁鲜切制，往往还在使用较为耗时、耗力、生产效率低、产业化程度低、软化过程不易控制的传统炮制模式。有经验的技术工人透露，苦参软化工艺特别重要，一般采用大小分档的方式浸润，防止小个伤水和大个硬心现象，确保软化均匀，片型才美观，但是因为软化时受到苦参药材直径大小、质地、水温、天气、温度等多种因素影响，实际生产过程中很难做到软化均一性，常常导致苦参饮片质量参差不齐。

苦参在产地由药农趁鲜切制，面临着加工条件有限、专业知识短缺、生产场所不规范等现实问题，易导致苦参饮片质量千差万别，极不稳定。在苦参采挖后晾晒的过程中，产地药农采取室外自然晾晒数日至四五成干，此过程如遇阴雨天气，不易操作，而且晾晒过程相对较长，影响生产效率；在切制环节，产地药农缺乏饮片炮制规范的概念，往往随心所欲，切出2～6mm的片或者3～5cm的段，不符合饮片质量标准要求，不利于饮片有效成分的煎出或提取，流入市场价格较低，需要饮片生产企业改刀处理；干燥工序，产地药农因为干燥设备短缺，他们往往选择简单、粗犷的室外自然晾晒方式进行干燥，此方法受天气影响较为显著，一旦遇到阴雨天气，苦参饮片因得不到及时、充分的晾晒，可能会出现黏片、霉变现象，影响了苦参饮片的质量。诸多因素导致产地药农目前只停留在小作坊加工水平，生产能力有限。

因此，建议苦参的趁鲜切制技术在产地条件不成熟的现实状况下，产地药农和饮片生产企业密切配合，产地药农与饮片生产企业签订订单，于每年早春3～4月茎芽萌动前或秋季9～11月叶子枯萎后，药农做好采挖和初加工处理，饮片生产企业及时运输至GMP生产车间，后续晾晒或低温干燥至适宜含水量，切制，干燥。

第四节 苦参饮片的包装与贮运

一、包装

苦参饮片包装和其他物品包装一样应满足：延长保质期；控制或不带来二次污染；保持原有成分和药效；包装成本要低；增加外观美感；贮藏、搬运方便、安全。同时中药材的包装还应当努力实现标准化、规范化和机械化。

苦参药材的包装应根据其药材性质的区别，选择不同的包装材料与方法，苦参饮片常用的包装材料有：布袋、细密麻袋、无毒聚氯乙烯袋等，按用途设定不同的包装规格。包装之前要检验苦参饮片质量，符合苦参药材质量标准的才能包装。打包时打包压力要达到一定限度，要求扣牢扎紧，缝捆严密。包装后的苦参药材商品装料必须两头平齐，四周踩紧，两边填实，中间紧松持平，分层均匀平放。捆扎的绳索一般不少于四道，机械打包包件大小应符合国家食品药品监督管理总局制定的标准件尺寸。缝口严密，两端包布应缝牢，标记事先应填完整。

二、贮藏与运输

（一）贮藏

包装后的苦参药材，需要一段时间的贮藏，在此过程中，因受周围环境和自然条件等因素的影响，常会发生霉烂、虫蛀、变色、返潮等现象，导致苦参药材变质，影响或失去药效。因此必须贮存和保管好药材，以保证其应有的品质。

贮藏时应注意的问题：对苦参药材水分含量应经常抽检，以免产生霉变等不良后果；堆放要整齐，要留有通道、间隔和墙距，以利抽检及空气流动；不同种类药材应分别堆放，特别是吸湿性强的药材更应分别堆放，以免引起其他药材受潮；各种药材应挂上标签，并在上面注明植物学名、产地、数量、加工方法及等级。

（二）运输

苦参药材的运输必须符合要求，确保中药材无损害、无污染，完好地到达企业或到达消费者手中。

中药材的运输应遵循的原则和要求：中药材的运输，必须根据产品的类别、特点、包装、性能、储藏要求、运输距离及季节不同等采用不同的运输手段；中药材在运输过程中，所用搬运工具必须洁净卫生，无有毒有害物质，不能对中药材引入污染；运载工具应具较好的通气性，以保持干燥。在阴雨天，应严密防雨、防潮；在运输过程中，合格中药材不能与不合格中药材混堆，一起运输。

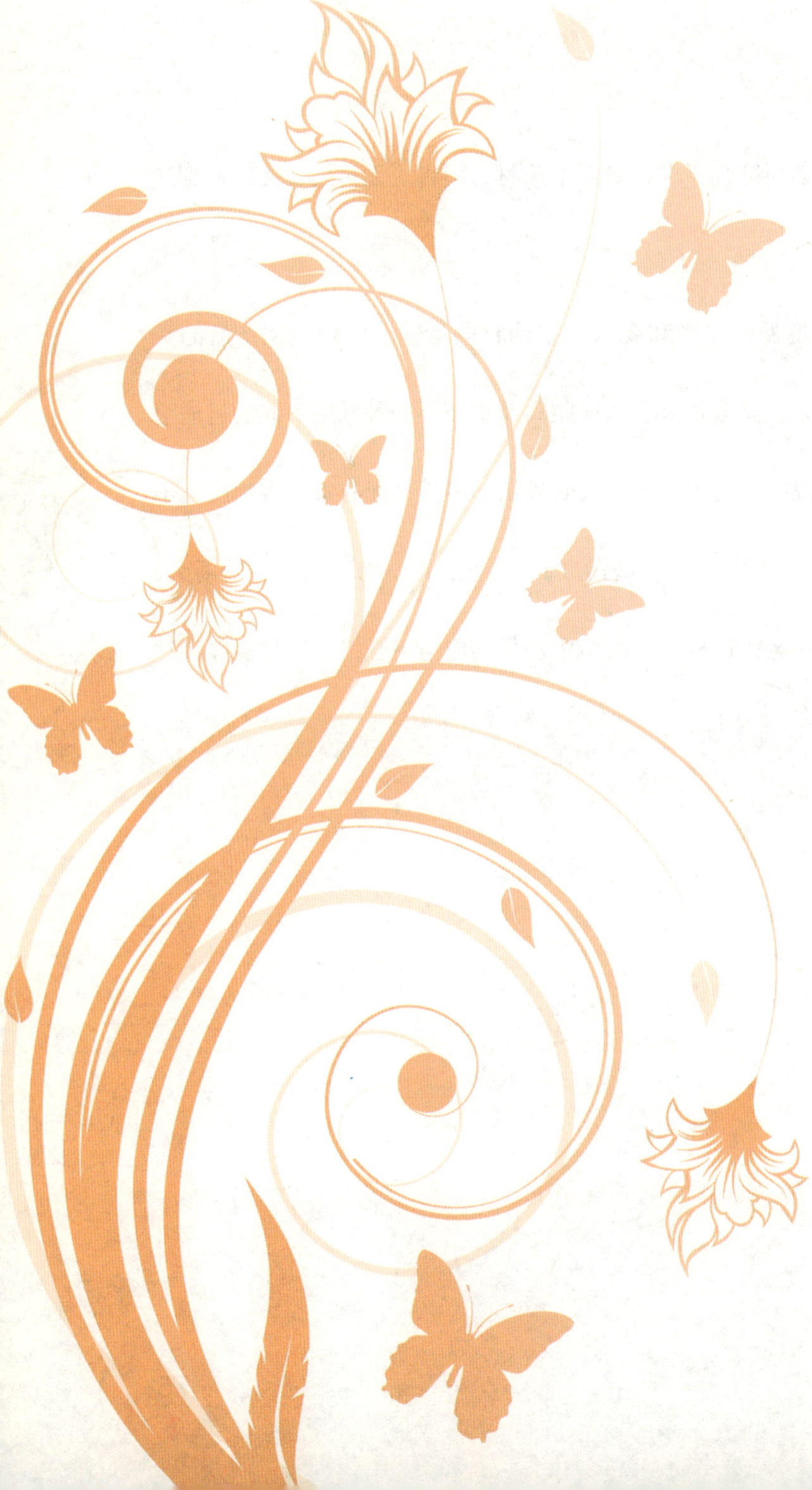

第4章

苦参特色适宜技术

第一节　长治市春玉米—苦参间作套种栽培技术

一、选地与整地

选向阳、土层深厚、疏松肥沃、排水良好的砂质壤土为好。冬前深耕，结合深耕施入充分腐熟的农家肥料3万～4.5万kg/hm^2。为防蛴螬危害，在整地时撒施150kg/hm^2的硫酸亚铁。

二、种子处理

播种前必须进行种子处理，一般用碾米机快速碾一二遍，使种皮变色。当种皮颜色由棕褐色变为灰白色，用手摸有细末即可，防止碾压过度，影响出苗。

三、播种

1. 播种时间的确定

在农作物栽培中，不同的播种时间对农作物的生长发育及产量有重要影响。苦参一年春、夏、冬三季均可播种，可以根据当地的自然条件和栽培条件确定适宜的播种时间。选择最适的播种时间，以保证苗全、苗壮，为苦参高产奠定基础。

春播：苦参是一种雨养中药材，在北方干旱地区，一般十年九春旱。利用早春气温低、蒸发量少、墒情好的有利时期抢墒播种，为苦参提供了较长的生长时间，得以获得壮苗。适宜播期为3月20日至5月20日，最佳播期为4月5日至4月20日。

夏播：在春季严重干旱的年份，若春季无法播种，可以改为夏播，夏播又称雨季播种（6～7月份），主要是解决春旱问题，山西7月2日为雨季来临期（6月15至7月18日），为苦参的播种提供了充足的水分和适宜的温度，苦参出苗快而齐。为了提高土地利用率，可推广雨季玉米地套种苦参。为了提高土地利用率，小麦或油菜等夏收作物收获后也可进行复种。

秋播：秋播宜早，9月上旬以后不宜再进行播种，防止越冬时部分幼苗因苗小、苗嫩、不抗冻而死亡。

冬播：为了解决大面积苦参种植的时间安排问题，于初冬11月上中旬当气温下降到5℃以下时进行播种，播种后当年不出苗，次年春季出苗。冬播是利用土壤春季返浆水的作用，解决春季干旱不能播种保全苗的有效方法。

2. 播种

苦参播种的适宜深度为3～5cm，行距40cm，播种量45kg/hm^2。

四、间作套种技术

玉米品种的选择是以适宜当地种植，植株上冲，能够减少对苦参光照的影响，能够密植高产、抗逆性强的品种。每一播幅种植苦参4行，种植玉米2行或3行。苦参的种植行距为40cm，株距为20～25cm；玉米与玉米之间和玉米与苦参之间的种植行距均为40cm，玉米的株距27～30cm。

1. 春玉米—苦参（春播玉米套作春播苦参）

四月中旬先播种玉米，行距60cm，与正常玉米播种量、留苗密度相同。玉米播种后紧接着播种苦参，行距40cm，用两腿耧套播于玉米行间，苦参播种量同上。经试验，该田间耕作技术较好地解决了苦参在单作条件下的草荒问题，玉米产量基本不受影响，而苦参产量基本与三年生的产量相同。与单作苦参耕作技术相比，同等条件下多收了一茬玉米。第一年的田间管理主要是玉米，基本做到了一管（玉米）两用（玉米与苦参），该法省力、省工，土地利用率高，经济效益好，是值得推广的一种新模式。

2. 春玉米—苦参（春播玉米套作夏播苦参）

四月中旬先播种玉米，行距60cm，与正常玉米播种量、留苗密度相同。待玉米的田间管理完成后，即玉米封行前的六月下旬进行套播苦参，用两腿耧套播。苦参出苗后的第一年基本不再进行田间管理。该法与前一种套作技术相比，玉米田间管理更方便，但苦参第一年苗小而弱，不如同时套播的好。套播时间宜早不宜晚，晚套会伤害玉米叶片，影响玉米的生长。

五、田间管理

1. 间苗、定苗

苦参出苗后，田间的适宜留苗密度为：每1hm^{2}低肥地力土地留苗7.5万株左右，中肥地力留苗9万株左右，高肥地力留苗10.5万株左右。

2. 中耕锄草

间、定苗结合中耕锄草，每年要中耕3次，以防止草荒影响苦参的生长。

3. 追肥

苦参是多年生喜肥植物，追肥是苦参高产优质必不可少的关键措施。定植后的6月中、下旬追施有机肥7500kg/hm^2。秋季地上茎叶枯萎后，结合中耕，沟施饼肥750kg/hm^2、过磷酸钙750kg/hm^{2}和适量的有机肥。

4. 断地下根状茎

一年生苦参基本不发生地下根状茎，但第二年后就会大量发生，从芦头上生长出10多个芽，有的多达20多个，呈水平状向四面八方生长。有的茎生长出地面，有的不出地面，其茎的长短不一。不出地的茎因吸收养分而影响苦参根的生长，出地的茎又因地面总茎数过高，影响田间通风透光。经试验，断茎可以提高根的产量，一般可增产10%～15%。具体方法是在早春或夏初，用单腿耧或锄头顺行间开沟，沟深达10cm，将横向生长的根状茎切断。可1年断根1

次，也可1年断根2次。

5. 摘花打顶

苦参第2年进入开花结子期，第2年产子量为375～450kg/hm^2，第3年产子量猛增至900～1200kg/hm^2。开花结实将消耗大量营养物质，一般生产1kg种子需要消耗3.3kg的干物质。摘花打顶对苦参的生物碱含量也有一定的作用，较对照提高9.8%。因此，在第2、3年的田间管理工作中，为减少养分消耗、促进养分向根部积累、提高根条的产量，在6月10日至7月10日进行打顶处理。

六、采收与加工

苦参叶片脱落初期的10月中旬至11月下旬，土壤封冻前为最佳采收期。适宜采收年限为第3年至第5年。挖出根条晒干或阴干，防止雨淋雾打。

第二节　甘肃酒泉地区苦参育苗移栽技术

一、选地与整地

1. 选地

苦参为多年生宿根性旱生植物，宜选用土层深厚、排水良好的砂质壤土栽植为宜，土壤酸碱度以中性为好。不宜选择土质黏重、盐碱地及排水不良的地块。

2. 整地

在种植苦参育苗或移栽的前一年秋季，应对选好的地块深耕一次，耕深不小于30cm，浇灌冬水。春季播前再耙耱一次，达到地平、土细、墒足。

3. 施足基肥

结合秋季整地施足基肥，基肥以有机肥为主，每公顷施有机肥45吨左右。

二、育苗

苦参幼苗纤细，刚出土幼苗茎秆直径仅有0.08～0.1cm，因此给管理工作带来不便，而采取育苗移栽的方法（大棚、露地育苗均可）是一种简便易行的办法（详见本书第三章）。以甘肃酒泉地区的育苗移栽技术为例。

1. 种子准备

一般来源为野生采集或栽培留种。要求外观饱满，种皮褐色，发芽率高，无虫蛀、碎粒。

2. 种子处理

苦参种子在自然条件下，硬实率高、萌发率低，主要是由于种皮厚而坚硬、透性差造成。可用浓硫酸拌种处理：每kg种子加入98%的浓硫酸5～10ml，用木棒迅速搅拌，使所有种子都粘上硫酸，在室温下放置40分钟，然后用清水反复冲洗，直至硫酸被完全洗掉，晾干表面水分后播种。也可用沙磨处理：用细沙和种子掺和在一起摩擦至种皮毛糙。

3. 播种时间

在酒泉荒漠气候条件下，最适宜的播种期为4月下旬至5月下旬。这一时段播种有利于苦参种子萌发出苗，特别是4月下旬播种的苦参越冬率较高。6月以后播种的苦参小苗越冬能力不好。为确保出苗安全，使出苗期尽量避开晚霜危害。在山西省中部种植时适宜播种期较长，在4月上旬至7月上旬均可播种。7月下旬以后播种的不能安全越冬。

4. 播种量

苦参的育苗密度为40万～80万株/hm^2。播种量要根据适宜的保苗数，按种子的千粒重、发芽率及出苗率计算。

公式为：播种量（kg）=单位面积保苗数×千粒重（g）÷发芽率÷出苗率×10^{-6}。

一般在千粒重30～38g，发芽率80%，墒情好，覆盖育苗的情况下出苗率可达60%左右。所以，播种量应控制在240～375kg/hm^2。

5. 播种方式

播种方式采用条播，按行距为20～25cm开沟，沟深3～5cm，将种子均匀撒入沟内，河西地区覆土后再覆细沙2～3cm，然后浇足水分。如果用地膜覆盖，则在播10天左右浇足底墒水，再播种，然后覆盖地膜。

6. 幼苗管理

（1）中耕除草　苦参出苗后1～2月生长极为缓慢，要及时中耕除草。全年中耕除草3～4次。

（2）施肥　苦参育苗施纯氮113kg/hm^2，施$P_2O_5$23kg/hm^2，施氮量的1/2 和全部磷肥在播前基施，施氮量的另外1/2当作追肥施用。一年生苦参幼苗，在出苗后的1～2月（春季播种的在5～6月份）生长极为缓慢，幼苗个体小，需要的营养也相应少，渡过这个生长缓慢期后，根、茎、叶进入迅速生长时期（大约在7～8月份），需要养分量增大，应及时追施氮肥。

（3）灌水　全年灌水1～2次，每次灌水量不宜太多，田间不能积水，否则容易发生根腐病和烂根现象。

三、移栽

1. 移栽时期

第二年春季土壤解冻后于3月下旬至4月上旬进行挖苗移栽，移栽必须在苦参苗返青以前进行。

2. 移栽密度和方式

研究证明苦参移栽密度25万株/hm^2（行距×株距为40cm×10cm）能获得

较高的根产量和收益。按行距40cm开沟，沟深20cm左右，把苦参苗按照株距10cm顺沟斜摆，根头距地面2～3cm，开下一沟时给前面苗覆土。

四、田间管理

1. 施肥

基肥移栽前结合整地施有机肥45t/hm^2，纯氮75kg/hm^2，施P_2O_5 45kg/hm^2，施K_2O 90kg/hm^2。移栽苦参在当年6～8月叶和茎生长速度快，8～9月份根进入迅速生长期，因此追肥要早。使植株在早期有足够的叶数和叶面积进行光合作用，为后期根生长打下良好的物质基础。追肥分两次追，每次施纯氮75kg/hm^2，分别于6月份和7月份各施一次。8月份以后不再追肥，以防茎叶生长过旺，不利于根系生长。

2. 中耕除草

在移栽苦参封行之前中耕2～3次，把杂草锄干净。封行后只拔大草。

3. 灌水

结合追肥灌水1～2次。在苦参进入快速生长的6月中旬灌第一次水，7月中旬灌第二次水，每667m^{2}灌量为60～70m^3。田间不能积水。11月土壤封冻前浇冬水。在移栽后第2年，即播种后第3年田间管理的追肥、中耕除草、灌水等方面同上。

五、采挖

1. 采挖时间

苦参播种后第3年生物碱含量能达到《中国药典》中规定的含量，其产值也最高，因此播种后第3年为采挖年龄。采收在10月下旬茎叶枯萎后进行。

2. 采挖

人工采挖时顺行距方向开挖20～30cm的深沟，使苦参根露出土层，拣出抖净泥土即可，采挖时尽量减少断根，损伤根皮。大面积栽培可用拖拉机牵引犁采挖，采挖30～35cm深为宜。

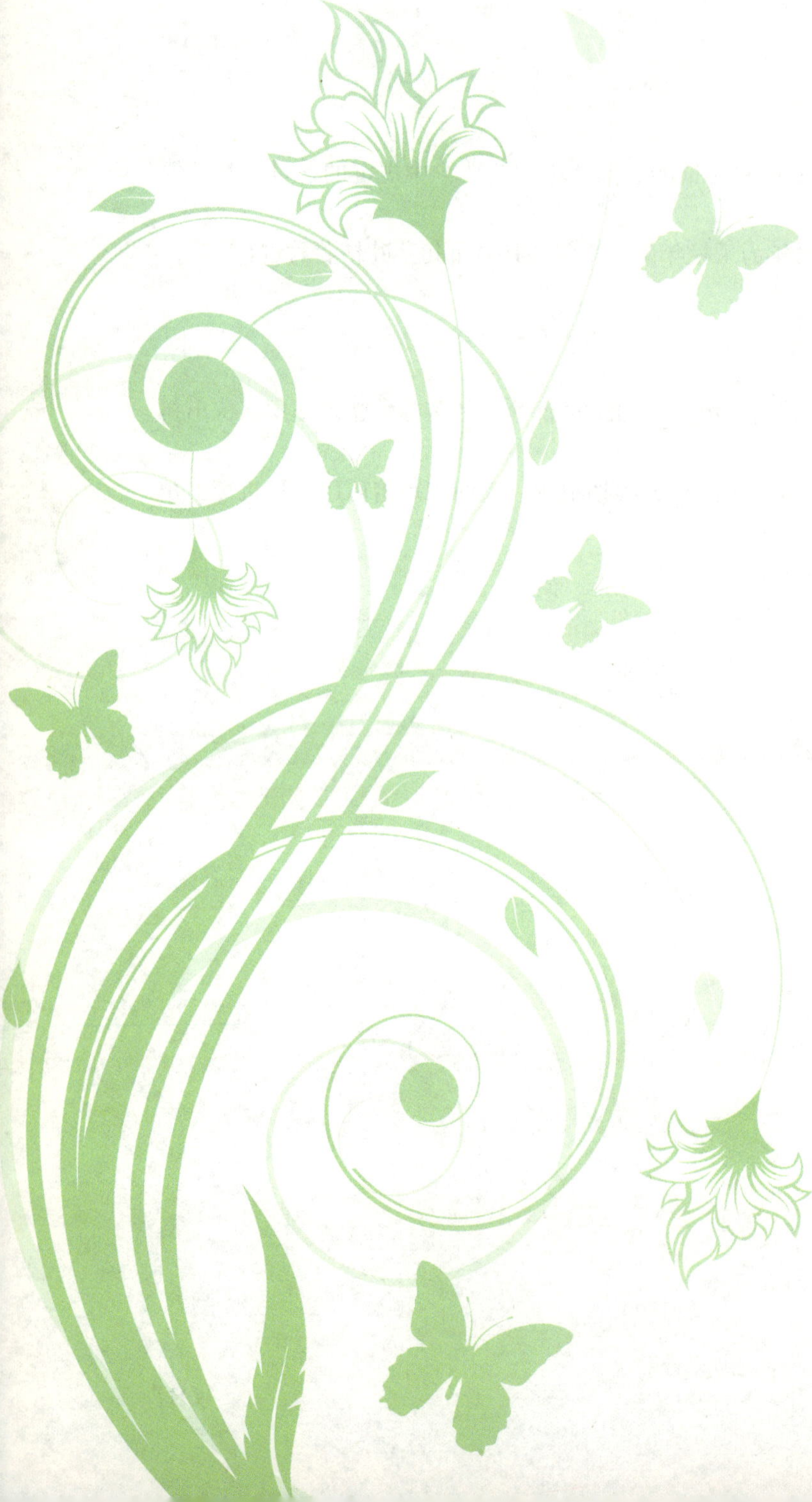

第5章

苦参药材质量评价

第一节　本草考证与道地沿革

一、本草考证

（一）苦参药材本草考证研究

李时珍谓："苦以味名，参以功名"。苦参的利用价值近年来逐渐得到发挥。天然绿色杀虫剂、妇科洗剂、苦参注射剂等一系列药品的开发利用，使苦参的销量逐年增加，其品质也逐渐受到关注。

通过查阅本草原文，对古今本草考证发现，传统对苦参品质描述较少，关于其规格等级划分方法均无提及。

《中药大辞典》中提到"苦参，春秋采收，以秋采者为佳，以整齐，色黄白，味苦者为佳"。

《中华本草》中关于苦参品质的描述为"以条匀，断面黄白，味极苦者为佳"。

《道地药材图典·三北卷》描述到"以根条均匀，不带根头及细根，外皮较细者为佳"。

《本草纲目》："苦参、黄柏之苦寒，皆能补肾，盖取其苦燥湿，寒除热也。热生风，湿生虫，故又能治风杀虫。惟肾水弱而相火胜者用之相宜，若火衰精冷，真元不足，及年高之人不可用也。张从正亦云，凡药皆毒也，虽甘草、苦参，不可不谓之毒，久服则五味各归其脏，必有偏胜气增之患，诸药皆然，学者当触类而长之可也，至于饮食亦然。又按《史记》云，太仓公淳于意医齐大夫病龋齿，灸左手阳明脉，以苦参汤日漱三升，出入慎风，五、六日愈，此亦取其去风气湿热杀虫之义。”

《本草汇言》：“姚斐成云，苦参，祛风泻火，燥湿去虫之药也。前人谓苦参补肾补阴，其论甚谬。盖此药味苦气腥，阴燥之物，秽恶难服，惟肾气实而湿火胜者宜之；若火衰精冷，元阳不足，及年高之人，胃虚气弱，非所宜也。况有久服而致腰重者，因其专降而不升，实伤肾之谓也，何有补肾补阴之功乎？”

《本草经百种录》：“苦参，专治心经之火，与黄连功用相近。但黄连似去心脏之火为多，苦参似去心腑小肠之火为多，则以黄连之气味清，而苦参之气味浊也。按补中二字，亦取其苦以燥脾之义也。”

《本草正义》：“苦参，大苦大寒，退热泄降，荡涤湿火，其功效与芩、连、龙胆皆相近，而苦参之苦愈甚，其燥尤烈，故能杀湿热所生之虫，较之芩、连力量益烈。近人乃不敢以入煎剂，盖不特畏其苦味难服，亦嫌其峻厉而避之也。然毒风恶癞，非此不除，今人但以为洗疮之用，恐未免因噎而废食耳。”

《神农本草经》：“主心腹结气，癥瘕积聚，黄疸，溺有余沥，逐水，除痈肿，补中，明目止泪。”

《名医别录》：“养肝胆气，安五脏，定志益精，利九窍，除伏热肠澼，止渴，醒酒，小便黄赤，疗恶疮下部疡，平胃气，令人嗜食。”

《药性论》：“治热毒风，皮肌烦燥生疮，赤癞眉脱，主除大热嗜睡，治腹中冷痛，中恶腹痛，除体闷，治心腹积聚。”

《滇南本草》：“凉血，解热毒，疥癞，脓窠疮毒。疗皮肤瘙痒，血风癣疮，顽皮白屑，肠风下血，便血。消风，消肿毒，痰毒。”

《唐本草》：“治胫酸，疗恶虫。”

二、道地沿革

《别录》曰：苦参，生汝南山谷及田野（古代汝南范围大，现今的河南汝县、湖北的江夏均在其管辖范围，也就是豫南鄂北一带）；《本草蒙筌》曰：田野山谷，随处有生；弘景曰：近道处处有之。《道地药材图典·三北卷》华北分卷山西省项中提到苦参药材主产山西武宁、山阴，湖北应城、孝感，河南嵩县，河北易县、安国。可见苦参产区广泛，道地性不明显，南北各省均有分布。山西省长治市是苦参的主产区之一，我国苦参药材规范种植基地设在该地。

苦参是山西传统中药材品种，野生全省均有分布，以沁源、武乡、长子、榆社、左权等县量大质佳。近年来开始种植，据相关资料显示，目前山西省苦参产量占全国总产量60%。

苦参是山西省著名中药注射剂“复方苦参注射液”的主要原料，山西苦参因“复方苦参注射液”更加著名。

第二节　苦参药用性状与鉴别

一、药材

本品为豆科植物苦参（*Sophora flavescens* Ait.）的干燥根。春、秋二季采挖，除去根头和小支根，洗净，干燥，或趁鲜切片，干燥。

（一）药用性状

本品呈长圆柱形，下部常有分枝，长10～30cm，直径1～6.5cm。表面灰棕色或棕黄色，具纵皱纹和横长皮孔样突起，外皮薄，多破裂反卷，易剥落，剥落处显黄色，光滑。质硬，不易折断，断面纤维性；切片厚3～6mm；切面黄白色，具放射状纹理和裂隙，有的具异型维管束呈同心性环列或不规则散在。气微，味极苦。

（二）鉴别

（1）本品粉末淡黄色。木栓细胞淡棕色，横断面观呈扁长方形，壁微弯曲；表面观呈类多角形，平周壁表面有不规则细裂纹，垂周壁有纹孔呈断续状。纤维和晶纤维，多成束；纤维细长，直径11～27μm，壁厚，非木化；纤维束周围的细胞含草酸钙方晶，形成晶纤维，含晶细胞的壁不均匀增厚。草酸钙方晶，呈类双锥形、菱形或多面形，直径约至237μm。淀粉粒，单粒类圆形或长圆形，直径2～20μm，脐点裂缝状，大粒层纹隐约可见；复粒较多，由2～12分粒组成。

（2）取本品横切片，加氢氧化钠试液数滴，栓皮即呈橙红色，渐变为血红色，久置不消失。木质部不呈现颜色反应。

（3）取本品粉末0.5g，加浓氨试液0.3ml、三氯甲烷25ml，放置过夜，滤过，滤液蒸干，残渣加三氯甲烷0.5ml，使溶解，作为供试品溶液。另取苦参碱对照品、槐定碱对照品，加乙醇制成每1ml各含0.2mg的混合溶液，作为对照品溶液。照薄层色谱法（通则0502）试验，吸取上述两种溶液各4μl，分别点于同一用2%氢氧化钠溶液制备的硅胶G薄层板上，以甲苯-丙酮-甲醇（8：3：0.5）为展开剂，展开，展距8cm，取出，晾干，再以甲苯-乙酸乙酯-甲醇-水（2：4：2：1）10℃以下放置的上层溶液为展开剂，展开，取出，晾干，依次喷以碘化铋钾试液和亚硝酸钠乙醇试液。供试品色谱中，在与对照品色谱相应的位置上，显相同的橙色斑点。

（4）取氧化苦参碱对照品，加乙醇制成1ml含0.2mg的溶液，作为对照品溶液。照薄层色谱法（通则0502）试验，吸取鉴别（3）项下的供试品溶液和上述对照品溶液各4μl，分别点于同一用2%氢氧化钠溶液制备的硅胶G薄层板上，以三氯甲烷-甲醇-浓氨试液（5：0.6：0.3）10℃以下放置的下层溶液为展开剂，展开，取出，晾干，依次喷以碘化铋钾试液和亚硝酸钠乙醇试液。供试品色谱中，在与对照品色谱相应的位置上，显相同的橙色斑点。

（三）检查

（1）水分　不得过11.0%（通则0832第二法）。

总灰分　不得过 8.0%（通则2302）。

（四）浸出物

照水溶性浸出物测定法（通则2201）项下的冷浸法测定，不得少于20.0%。

（五）含量测定

照高效液相色谱法（通则0512）测定。

色谱条件与系统适用性试验：以氨基键合硅胶为填充剂；以乙腈-无水乙醇-3%磷酸溶液（80：10：10）为流动相；检测波长为220nm。理论板数按氧化苦参碱峰计算应不低于2000。

对照品溶液的制备：取苦参碱对照品、氧化苦参碱对照品适量，精密称定，加乙腈-无水乙醇（80：20）混合溶液分别制成每1ml含苦参碱50μg、氧化苦参碱0.15mg的溶液，即得。

供试品溶液的制备：取本品粉末（过三号筛）约0.3g，精密称定，置具塞锥形瓶中，加浓氨试液0.5ml，精密加入三氯甲烷20ml，密塞，称定重量，超声处理（功率250W，频率33kHz）30分钟，放冷，再称定重量，用三氯甲烷补足减失的重量，摇匀，滤过，精密量取续滤液5ml，加在中性氧化铝柱（100～200目，5g，内径1cm）上，依次以三氯甲烷、三氯甲烷-甲醇（7：3）混合溶液各20ml洗脱，合并收集洗脱液，回收溶剂至干，残渣加无水乙醇适量使溶解，转移至10ml量瓶中，加无水乙醇至刻度，摇匀，即得。

测定法：分别精密吸取上述两种对照品溶液各5μl与供试品溶液5～10μl，注入液相色谱仪，测定，即得。

本品按干燥品计算，含苦参碱（$C_{15}H_{24}N_2O$）和氧化苦参碱（$C_{15}H_{24}N_2O_2$）的总量不得少于1.2%。

二、饮片

（一）炮制

除去残留根头，大小分开，洗净，浸泡至约六成透时，润透，切厚片，干燥。

本品呈类圆形或不规则形的厚片。外表皮灰棕色或棕黄色，有时可见横长皮孔样突起，外皮薄，常破裂反卷或脱落，脱落处显黄色或棕黄色，光滑。切面黄白色，纤维性，具放射状纹理和裂隙，有的可见同心性环纹。气微，味极苦。

（二）含量测定

同药材，含苦参碱（$C_{15}H_{24}N_2O$）和氧化苦参碱（$C_{15}H_{24}N_2O_2$）的总量不得少于1.0%。

（三）鉴别

同药材。

（四）检查

同药材。

（五）浸出物

同药材。

（六）性味与归经

苦，寒。归心、肝、胃、大肠、膀胱经。

（七）功能与主治

清热燥湿，杀虫，利尿。用于热痢，便血，黄疸尿闭，赤白带下，阴肿阴痒，湿疹，湿疮，皮肤瘙痒，疥癣麻风；外治滴虫性阴道炎。

（八）用法与用量

4.5～9g。外用适量，煎汤洗患处。

（九）注意

不宜与藜芦同用。

（十）贮藏

置干燥处。

第三节　苦参的质量评价

在两千年的药用历史中，从古至今苦参药用品种一致。因全国各地均产，资源丰富，均为野生。历史上商品苦参的规格无特殊规定，现在商品苦参因加工不同而分为苦参片和苦参两种规格。以条均匀，断面色黄白，味极苦者为佳。

中药材规格主要包括药材的颜色、产地、包装、外在形状。苦参药材在市场上的流通以苦参片为主，其分级现阶段主要有统货、选货、级外投料，其中统货就是大小片混在一起的一种规格；选货可经人工或机器按照一定的标准（苦参片直径）将大小片分开，分级出售；级外投料主要是苦参根条加工过程中产生的碎屑。

苦参药材在质量规格上分为野生和家种。

一、苦参药材商品规格

（一）苦参地下部分形态

苦参为多年生植物，草本或亚灌木。苦参的地下系统包括根和根状茎，根状茎上生有芽及向地上生长的茎。分布于北方地区的苦参的地下部分具有根状茎，且根状茎占根系的较大部分，此类根系的根相对较细，直径为3～5cm；分布于安徽大别山的苦参则没有根状茎，此类根系的根比前者粗壮，直径可达9cm。由此可见，苦参的地下部分由根和根茎组成。

（二）入药部位

药典规定以根入药。目前市场中苦参主要为根，也有少量根茎。其中根的直径差异较大，苦参根的异常结构是由于中央产生了异常形成层片段，进而形成异常维管束。苦参药材的根茎与根相比，断面皮部极为狭窄，主要为木质部，中央可见白色泡沫状的髓部，髓部直径约占横断面直径的1/3。

（三）商品规格等级

药材的商品规格与内在质量密切相关，而关于苦参商品规格分级标准的研究报道较少。目前中药材市场以野生资源为主。商品规格按大小分等，大致有5种情况：直径＜1cm；直径1～2cm；直径2～3cm；直径＞3cm，枯朽部位较少；直径＞3cm，但枯朽部位较多。

调查结果与药典描述存在以下差异：

（1）药典规定苦参加工时除去根头和小支根，饮片直径为1～6.5cm，但市场药材直径可达9cm，直径小于1cm的根也同等入药，这些与药典规定不符的饮片规格是否为根头和小支根尚有待深入调查。

（2）药典描述“苦参断面的异型维管束呈同心性环列或不规则散在”，调查显示：苦参断面的异型维管束均为不规则散在。有研究报道：苦参断面呈同心性环列的结构是由于韧皮纤维束断续排列以及由维管形成层、口径较大的导管群、异常薄壁细胞环带干燥后形成，因此同心性环列的结构不属于异型维管束的范畴。

（3）直径3cm以上的苦参饮片断面多存在枯朽现象，这一现象在药典中未见描述。

（4）市场苦参存在少量根茎，与药典规定的药用部位不符。

《安徽省中药饮片规格等级手册》中提到苦参有两种规格等级划分方式，规格一依据直径将苦参划分三个等级，一等品直径3～6.5cm，二等直径1.5～3.0cm，三等品1.0～1.5cm；规格二苦参分统货（过1mm孔眼的筛）、2号筛（过2mm孔眼的筛）、4号筛（过4mm孔眼的筛）、6号筛（过6mm孔眼的筛）几种。

二、苦参药材质量评价

（一）外观性状评价

《中药大辞典》载“苦参，春秋采收，以秋采者为佳……以整齐，色黄白，味苦者为佳”，《中华本草》载：“以条匀，断面黄白，味极苦者为佳”，《道地药材图典·三北卷》载“以根条均匀，不带根头及细根，外皮较细者为佳”。

（二）主要有效成分评价

生物碱作为苦参的主要药用成分，具有抗肿瘤、抗病毒、抗炎等多种功效，其中苦参碱和氧化苦参碱由于其广泛的药理活性而作为药材质量控制依据，也是目前苦参定量分析的主要成分。药典规定：苦参碱和氧化苦参碱的总量不得少于1.2%。

根据现有研究，不同产地、不同采收期与不同部位苦参碱含量情况如下：

苦参野生种与栽培种在外观性状和含量方面无显著差异，利用数据分析软件并不能将二者区分，二者药学也无显著差异。内蒙古产苦参的苦参碱、氧化苦参碱含量高于河南和河北，与亳州药材市场产地一致。

秋季采收苦参碱和氧化苦参碱含量明显高于春季和夏季，说明苦参的最佳采收季节为秋季，药典规定为春秋二季，但市场药材均为野生，具体采收时期难以确切调查。

苦参根中不同组织苦参碱和氧化苦参碱含量：韧皮部＞木质部＞髓部＞木栓层，此处髓部据文中描述为根中央的异常构造，结合商品规格，随着直径的增粗，异常结构比例增加，说明苦参药材质量并非越粗越好，同苦参的韧皮部和木质部比例也可作为评价苦参药材质量的性状依据。

苦参地下各部苦参碱和氧化苦参碱含量：三年生＞二年生＞一年生，且三年生苦参才能达到药典规定标准，且三年生地下各部分含量为：二级侧根下部＞二级侧根上部＞一级侧根≈主根＞地中茎＞茎芽，此处地中茎应为根茎，一方面说明根的含量高于根茎，另一方面说明根的直径与两种生物碱含量呈负相关。

第6章

苦参现代研究与应用

第一节　苦参的主要化学成分

苦参为豆科植物苦参*Sophora Flavescens* Ait.的干燥根，多年生草本或灌木，性寒味苦，有清热利湿，利尿、杀虫的功效，用于热痢，便血，黄疸尿闭，赤白带下，阴肿阴痒，湿疹，湿疮，皮肤瘙痒，疥癣麻风；外治滴虫性阴道炎。始载于《神农本草经》，列为中品。李时珍谓："苦以味名，参以功名"，实验及临床证明，苦参含有多种化学成分并具有不同的药理作用。苦参含有生物碱、黄酮两大类化合物，具有广泛的生物活性。现对近年来苦参化学成分研究进行总结。

一、生物碱

生物碱是最早从苦参分离出来且研究较多的化学成分。从苦参根、茎、叶及其花中共分离出27种生物碱，主要为喹诺里西啶（quinolizidine）类生物碱，极少数为双哌啶类（dipiperidine-type）。其中，苦参碱、氧化苦参碱、羟基苦参碱、槐果碱、氧化槐果碱等为含量较多的生物碱。

（一）喹诺里西啶类生物碱

其中多数为苦参碱型生物碱（matrine-type），如苦参碱（Matrine）、氧化苦参碱（N-Oxymatrine）、羟基苦参碱（Sophoranol）、槐果碱（Sophocarpine）、异苦参碱（Isomatrine）、异槐果碱（Isosophocarpine）、别苦参碱（Allomatrine）、N-氧化苦参醇碱（Sophoranol-N-oxide）、槐胺碱（Sophoramine）、△7-脱氢槐胺碱（△7-De-hydro-Sophoramine）、氧化槐果碱（Sophocarpine-N-oxide）、槐定（Sophoridine）以及9α-羟基苦参碱（9α-Hydroxymatrine）、7，11-脱氢苦参碱（7，11-Dehydromatrine）、5α，9α-二羟基苦参碱（5α，9α-Dihydroxyma-trine）、13，14-脱氢苦参啶（13，14-Dehy-drosophoridine）、9α-羟基槐果碱（9α-Hydrox-ysophocarpine）、9α-氧化羟基槐果碱（9α-Hydroxysophocarpine-N-oxide）、9α-羟基槐胺碱（9α-Hydroxysophoramine）等微量生物碱。此外，喹诺里西啶类生物碱中还有2种金雀花碱型（cytisine-type）生物碱：N-甲基野靛碱（N-Methylcytisine）和Rhombifoline；3种无叶豆碱型（sparteine-type）生物碱：臭豆碱（Anagyrine）、赝靛叶碱（Baptifoline）、白金雀花碱（Lupanine）；以及一种羽扇豆型生物碱（Mamanine）。

（二）双哌啶类生物碱

从苦参中分离出来的生物碱只有极少数双哌啶类生物碱。仅有的两个双哌啶类生物碱苦参胺碱（Kuraramine）和异苦参胺碱（Iso-kuraramine）是从苦参的花中分离鉴定的。

二、黄酮类化合物

黄酮类化合物是苦参中的一类重要的活性成分，从苦参分离出的黄酮类成分有50多种，其中大部分化合物的A环上存在有异戊烯基侧链。大部分黄酮类化合物为二氢黄酮和二氢黄酮醇类，还有少部分的黄酮类、异黄酮类、黄酮醇、查耳酮类和双环系黄酮类。例如黄酮醇类的异去氢淫羊藿素（Isoanhydroicaritin）、降脱水淫羊藿素（Nor-anhydroicaritin）、苦参醇C（Kushennol C）、苦参醇G（Kushennol G）等；二氢黄酮或二氢黄酮醇类的异黄腐醇（Isoxant hohumol）、降苦参酮（Nor-kurarinone）、苦参醇（Kushenol）、新苦参醇（Neokurarinol）、降苦参醇（Nor-kurarinol）、槐属二氢黄酮B、苦参醇A-B（KushenolA-B）、苦参醇E-F（Kushenol E-F）、苦参醇H-N（Kushenol H-N）、3β，7，4′-三羟基-5-甲氧基-8-异戊烯基二氢黄酮、5-甲氧基-7，2，4′-三羟基-8-异戊烯基二氢黄酮等；异黄酮类的大豆素、芒柄花素、芒柄花黄素（Formononetin）、毛蕊异黄酮、苦参醇 O（Kushenol O）、7-甲氧基-4′-羟基异黄酮等；查尔酮类的黄腐醇（Xanthohumol）、苦参啶（Kuraridin）、苦参啶醇（Kuraridinol）、苦参醇 D（Kushenol D），多环系黄酮类的三叶豆紫檀苷（Trifolirhizin）、苦参素（Kushenin）、高丽槐素（Maackiain）等。还有其他类的黄酮5-去羟基山柰素、Sophora flavanone K、Sophora flavanone L、

8-lavandulylkaempferol、cyclokuraridin、sophoradichromane A-C、（2S）-6［2（3-羟异丙基）-5-甲基-4-己烯基］-5-甲氧基-7，2′，4″-三羟基黄烷酮、（2S）-5，4′-二甲氧基-8-薰衣草基-7，2′-二羟基黄烷酮、5-甲氧基-7，2′，4″-三羟基-8-［3，3-二甲烯丙基］-黄烷酮、三叶豆紫檀苷-6′-单乙酰酯。

三、脂肪酸和挥发油类

脂肪酸除了是维持人生命活动必需的物质外，研究表明脂肪酸对疾病的预防和治疗也具有一定的作用。例如亚麻酸具有降血脂、降胆固醇、降血压、抗血栓、预防癌变，抑制肿瘤细胞转移，改善心脑血管疾病等作用，亚麻酸是苦参中含量最高的脂肪酸类物质。从苦参中分离出的脂肪酸类成分有20余种，主要为不饱和脂肪酸，如乙酸甲酯（methyl Caproate）、月桂酸甲酯（methyl laurate）、壬二酸二甲醇（dimethylnonanedioate）、9-十五烯酸甲酯（methy1 9-pentadecenoate）、十六烷酸甲酯（methy1hexadecanoate）、9-十七烯酸甲酯（methyl 9-heptadecenoate）、十八烷酸甲酯（methyloctadecanoate）、二十烷酸甲酯（methyl cicosanoate）、二十二烷酸（docosanoic acid）、芥子酸十六酯（4，sinapic acid hexadecyl ester）。

苦参挥发油成分，经分析鉴别出的有47种，如己醛（hexanal）、乙苯（ethylbenzene）、间-二甲苯（m-xylene）、对-二甲苯（p-xylene）、α-蒎烯

（α-pinene）、月桂烯（myrcene）、芳樟醇等。

四、其他类

除了上述苦参中较常研究的活性成分生物碱类、黄酮类，以及与苦参特殊香气相关的挥发油类成分外，苦参中还含有游离氨基酸类，如天冬氨酸、苏氨酸、丝氨酸、脯氨酸、精氨酸、苯丙氨酸等，苦参中游离氨基酸含量为162.51mg/100ml，其中脯氨酸和天冬氨酸浓度较高。三萜皂苷类的大豆皂苷Soyasaponin Ⅰ和Sophoraflavoside Ⅰ，甾醇类的β-谷甾醇、大豆甾醇B，糖类的蔗糖，酯类与香豆素类的伞形花内酯、7-甲氧基香豆素，酚性成分的番石榴酸二乙酯、麦芽酚、对羟基苯甲酸乙酯、鹰嘴豆素甲，还有植物血凝素、胞嘧啶、微量元素等。

第二节　苦参药理作用

现代药理研究表明，苦参具有抗肿瘤、抗病毒、抗肝损伤、抗肝纤维化、抑制中枢等多种药理活性。同时，苦参还作为一种兽药，用于杀灭动物寄生虫。在农业中，苦参碱可防治20多种害虫以及10余种病菌。

一、抗肿瘤作用

近几年的研究表明，苦参对恶性葡萄胎、绒癌、子宫癌、埃氏腹水瘤和淋巴内癌细胞都有不同程度的抑制和杀灭作用。苦参的抗肿瘤作用，是通过抑制肿瘤细胞增殖，抑制端粒酶活性，诱导肿瘤细胞凋亡，阻止细胞周期进程，提高抗肿瘤免疫力，抑制癌转移和与化疗的协同作用来实现的。

苦参碱对肿瘤细胞具有选择性杀伤作用，还能通过改变细胞核酸的分子序列，抑制肿瘤的生长，而且这种影响是广泛的、多部位的。研究表明，用苦参碱治疗各种晚期癌肿，能减轻症状，延长存活期，且不破坏正常白细胞的产生，甚至能升高白细胞，提高机体抵抗力，这是许多治疗药物难以达到的。

二、对心血管系统的作用

苦参碱和氧化苦参碱对心脏具有负性频率、负性自律性和延长有效不应期作用，可以对抗乌头碱所引起的心率失常，推测其具有抗心率失常作用。槐果碱和槐定碱可使冷血动物的末梢及内脏血管引起收缩。苦参碱具有降血脂、对抗脑垂体后叶素引起的冠状血管收缩和增加流量、保护心肌缺血的作用，并能增强心肌收缩力；苦参总碱对兔、大鼠等动物的心脏有明显的抑制作用，可使心肌收缩力减弱、心输出量减少。

三、对中枢神经系统的作用

苦参能明显抑制小鼠的自发活动，能拮抗苯丙胺和咖啡因的中枢兴奋作用，增强戊巴比妥钠及水合氯醛中的中枢抑制作用。槐果碱、苦参碱、槐胺碱及槐定碱均能不同程度升高大鼠纹状体及前脑边缘区的多巴胺代谢物的含量。槐果碱还能降低纹状体中多巴胺含量，将其注入延髓能明显升高脑内的cAMP。

氧化苦参碱具有明显的镇静、催眠等中枢神经抑制作用。苦参碱与氧化苦参碱有类似安定的作用，对中枢均有抑制作用，并与脑中递质γ-氨基丁酸和甘氨酸含量增加有关，作用随剂量增加而增强。

四、抗过敏和平喘作用

氧化苦参碱能抑制IgE和自抗原引起的肥大细胞释放组织胺，但不改变Pa细胞的cAMP水平，说明氧化苦参碱有抗过敏作用；对大鼠、豚鼠的离体气管、回肠平滑肌在有Ca^{2+}和无Ca^{2+}的情况下，苦参碱均能明显地对抗组织胺、乙酰胆碱和氯化钡兴奋气管平滑肌和肠平滑肌，可见，苦参具有平喘作用。苦参碱主要是通过兴奋β受体，尤其是兴奋中枢的β受体，解除支气管痉挛及抑制抗体和慢反应物质的释放而产生平喘作用的。

五、免疫抑制作用

苦参中的苦参碱、氧化苦参碱、槐果碱、槐胺碱及槐定碱均为免疫抑制剂，对T细胞介导的免疫反应有不同程度的抑制效应，对依赖T细胞的抗致敏红细胞有抗体反应，苦参碱、氧化苦参碱、槐胺碱均具有明显的抑制效应。氧化苦参碱对小鼠脾T、B淋巴细胞和细胞因子呈双向调节作用，即高浓度（1mg/ml）呈不同程度的抑制效应，而低浓度（10^{-5}mg/ml）则有明显的增强效应，较高浓度时与分裂霉素对淋巴细胞的作用呈协同作用。

六、抗炎抑菌作用

苦参有抗炎抑菌作用，对痢疾杆菌、金黄色葡萄球菌、维白痢沙门杆菌均有显著的抑制作用，对堇色毛癣菌等10多种皮肤真菌亦有不同程度的抑制作用。肌内注射苦参碱，能明显对抗由巴豆油诱发的耳廓炎症，长期给药，其作用随量增加而增强，苦参还对大鼠后肢因角叉菜胶诱发的炎症及因小鼠腹腔注射冰醋酸诱发的渗出性炎症有明显的抑制作用。苦参根的甲醇提取物具有很强的抗菌活性，对革兰阳性菌的最小抑菌浓度（MIC）在25～50ng/ml之间，对枯草杆菌尤为敏感；对革兰阴性菌绿脓杆菌MIC值为25ng/ml。现已知苦参抗菌的主要活性成分是苦参碱、氧化苦参碱、槐定碱、三叶豆檀苷和高丽槐素。

七、抗病毒活性

苦参总碱有明显的抗CVB活性，且作用与药物浓度存在剂量依赖关系；苦参碱具有抗乙肝病毒的作用，可用于乙型肝炎的临床治疗。近几年氧化苦参碱在治疗病毒性肝炎方面的研究主要进展有：氧化苦参碱具有直接抗乙型肝炎病毒作用；氧化苦参碱可阻断肝细胞异常凋亡；氧化苦参碱能抑制胶原活动和防治肝纤维化；氧化苦参碱对实验性小鼠肝衰竭具有保护作用；氧化苦参碱治疗慢性肝炎取得良好疗效。

八、毒性作用

苦参毒性较低，用苦参浸膏给小鼠灌胃后半数致死量为14.5g/kg。当用量过大时出现流涎、步态不稳、呼吸急促、脉搏增快、兴奋、惊厥，最后可因呼吸停止而死亡。苦参具有较好的有效性、安全性，随着对药理作用的深入研究，苦参将会被广泛应用于临床。

九、其他作用

苦参还具有体外杀精作用，可以利尿、镇静、镇痛解热；苦参提取物具有显著的促进毛发生长作用；苦参中的苦参碱和黄烷酮类化合物均对胃黏膜损伤有明显的保护作用，具有止泻、治疗变应性鼻炎和抗阴道滴虫等多种药理活性，具有广泛的应用前景。

第三节　苦参的应用

一、历代临床应用

早在汉代，苦参已为临床所常用。《金匮要略》载用苦参汤熏洗，治疗狐惑病之“蚀于下部而咽干”者。同书当归贝母苦参丸，治疗妇女“妊娠小便难，饮食如故”者。

晋代《肘后方》治谷疸食劳，“苦参三两，龙胆一合，为末，牛胆丸如梧子大。生大麦汁服”药简力专，有清热化湿之功。

唐代《千金方》中收录了多首应用苦参的方剂。如《千金方》用白头翁、苦参治疗痢疾。用大戟、苦参治疗中风发热。治饮食中毒，“以苦参三两，酒二升半，煮取一升服，取吐愈”。该书苦参散（苦参、大黄、黄连等）治“凡人无故忽然振寒，便黄肤黄，已服诸汤，余热不去者”。苦参汤（苦参、地榆、王不留行、艾叶、竹叶、独活）治“小儿身上下百疮不瘦”。《千金翼方》载苦参汤（由苦参、黄柏、蛇床子、大黄、黄连等组成）外洗治小儿头面热疮等。

《外台秘要》中载苦参汤（苦参、龙胆草、升麻、栀子），取苦参“治心腹结气”之功，治疗心痛。

宋代，苦参的应用更加广泛。《日华子本草》载苦参：“杀疳虫。炒带烟出为末，饭饮下，治肠风泻血并热痢。”《太平圣惠方》所载含有苦参的医方甚多，其中尤以治疗皮肤疾病为多，如卷六十五之苦参丸（苦参、石菖蒲、乌蛇为细末，蜜丸）治“一切癣，皮肤痛痒”。卷二十四两首苦参丸均治疗皮肤疾病。同卷苦参散（苦参锉、苍耳苗、晚蚕沙等）“以紫笋茶调下，主治遍身风痛痒不止”。另载蜂房苦参酒，用治大麻风。也有治疗内科疾病的方剂，如治疗衄血的苦参散两首，治疗食毕（即头眩），心中怫郁不安而发黄之谷疸的谷疸丸等等。《太平惠民和剂局方》苦参丸，以苦参、荆芥为细末，水丸如梧桐子大，食后用好茶或荆芥汤送下。主治风湿热毒攻于皮肤，时生疥癣及大风手足烂坏。此外，《圣济总录》载用苦参治疗眼科疾病，《卫生宝鉴》载用香油调苦参末搽治烫伤，也有医书记载用苦参等药为散水煎浴儿治小儿身热，扩大了苦参的治疗范围。

明代苦参应用更广泛。《普济方》以苦参、枯矾研细末揩齿治疗齿缝出血。《证治准绳》载有多首苦参丸，多用于皮肤病。《寿世保元》的苦参丸，单用苦参为末，蜜丸如梧桐子大，薄荷汤送服，治疗狂证。《奇效良方》苦参丸（苦参、丹参、五加皮、防风等煎膏炼蜜和丸），用荆芥薄荷酒下，治荣虚卫实，肌肉不仁之肉苛。《医学入门》五参散治疗五脏虚风瘫痪，恶疮。《外科正宗》所载方剂中更是大量应用到苦参，如苦参汤（苦参、菖蒲水煎数滚，临洗和公猪胆汁，淋洗患处）主治痤痱疮，痒疼难眠。塌痒汤，用苦参、威灵仙、蛇床子、当归尾等煎汤和猪胆汁外洗，主治妇人湿热下注，阴中作痒及内外生疮。此外如消风散、蛇床子汤、一扫光、顽癣浮萍丸等均是应用苦参治疗皮肤疾病的良方。

苦参与其他药物配伍，可治疗多种疾病。清代《得配本草》言：“得枳壳，治风癞毒热；配牡蛎，治赤白带下；配生地、黄芩，治妊娠尿难；佐荆芥，治肾脏风毒。”《本草述》：“同牡蛎粉、白术、青黛，治童子胃热羸瘦疳蛔。”用于痔漏出血，肠风下毒，如《外科大成》苦参地黄丸。本药还能治跌打损伤，如《医宗金鉴》用八仙逍遥汤薰洗患处，可起到很好的效果。

论其主治，多以皮肤及外科疾病为主，如顽癣、瘾疹、热疮湿疹、白癜、皮肤瘙痒、痔疮等，也有内科疾病，如妊娠尿难、劳疸谷疸、心痛、衄血。此外还可治疗眼科疾病、小儿身热、时行疫疠等。现代认为苦参能清热燥湿，祛风止痒，杀虫，利尿。主治热痢，便血，黄疸尿赤，赤白带下，阴肿阴痒，湿疹，湿疮，皮肤瘙痒，疥癣，麻风等。

二、现代临床研究

（一）附方

1. 慢性结肠炎

苦参25g，槐花、木棉花、白术、白茯苓各15g，党参、茵陈各30g，炙甘草、川厚朴、木香（后下）各10g，枳实12g，肉桂（焗）2g。湿热重者加黄连；脾虚甚加黄芪：大便脓血加赤芍；便秘加生地。每日1剂，水煎服。

2. 细菌性痢疾

苦参30g，加水200ml，水煎，至100ml服用，1天2次。

3. 肛门湿疹

①蛇床子、地肤子、苦参各20g，五倍子30g，枯矾10g。上药加水1500ml，煎后，先用蒸气外熏3～5分钟，待温后坐浴15～20分钟，每日1剂，1日2次。②苦参30g，马齿苋、白鲜皮、地肤子、黄芩各30g，青黛20g，水煎熏洗。

4. 肛裂

苦参、鱼腥草、乌梅各30g，五倍子20g，水煎熏洗，或趁热外敷。

5. 脂溢性皮炎

苦参、防风、荆芥、金银花、天花粉各9g，生地15g，制首乌12g，小胡麻15g，蝉蜕3g，日1剂，水煎服。

6. 黄疸、赤尿

苦参、龙胆草各3g，山栀子10g，每日1剂，水煎服。

7. 鹅掌风

苦参、蛇床子、大枫子各10g，硼砂5g，枯矾6g。上药共研细末调入凡士林油膏15g，备用。早晚各1次搽手掌，连用10日。为防复发，1月后可重复使用1个疗程。

8. 扁平疣

苦参30g，乌梅20g，捣成粗末纱布包好，放广口瓶中，加入醋酸（越酸越好）200ml，浸1～2天后，以药包蘸药醋液反复涂搽患部（注意保护正常皮肤），每天3～4次，每次20分钟，连续数日，疣即脱落而愈。

9. 荨麻疹

苦参、土茯苓、食盐各30g，蛇床子20g，白鲜皮15g，荆芥、明矾各12g，花椒6g。上药加水2000ml煎至药液1000ml，待水温适宜后，边擦边洗，直至药液变凉为止。洗后不必清水漂净，以保持药力。每日1次，每剂药可煎2～3次。

10. 小儿急性腹泻

苦参末5g，温水调敷脐部，伤湿止痛膏固定，24小时换1次。

11. 小儿泄泻

对于湿热引起的小儿泄泻，用苦参和苍术分别研成细末，热重者二味用量取3：1；湿重者为1：3用量，用醋调敷双足心，4～12小时换药1次，泻缓者换药间期可稍延长。

12. 新生儿脐疮

苦参、地榆、五倍子各15g，黄连、黄柏、生大黄各20g。加水500ml煎取200ml，装入消毒瓶内备用。以消毒敷料浸药外敷脐部，早晚各1次。

13. 足癣

苦参40g，水杨酸、苯甲酸各50g，食醋1000ml。苦参烘干研末，再与水杨酸、苯甲酸一起放入瓷瓶中，加入食醋，搅拌均匀，加热至沸2分钟即可。先将患处洗净，药液温度适宜后，泡脚，每次30分钟。

14. 子宫脱垂

苦参、五倍子各30g，黄柏、枯矾各15g，水煎2次，去药渣混合，加温坐浴。每日1次。

15. 宫颈炎

苦参、百部各30g，蛇床子50g，艾叶20g，明矾、防风各15g，水煎2次去渣，趁热先熏洗后坐浴，每次20分钟，每日1次。

16. 滴虫性阴道炎

苦参、雷丸、鹤虱、枯矾、川椒、蛇床子、大枫子各3g。上药共研细末，装瓶备用。取消毒纱布1块，规格10cm×10cm，先涂上少量凡士林，再涂药粉，纱布折叠成条状，临睡前纳入阴道中，清晨取出。

17. 霉菌性阴道炎

苦参、蛇床子、土茯苓、白头翁各30g，白蒺藜、黄柏、明矾、决明子、川椒各15g。加水3000ml，浸泡25分钟后煎煮，煎沸15分钟后滤药液，先熏后洗，每日2次（1剂药煎2次），10～15天为1个疗程，经期停用。

18. 外阴瘙痒

苦参100g，雄黄10g，白矾5g，水煎熏洗阴部，每日2次。

19. 阴虱

苦参、百部、雄黄各30g，水煎外洗，每日2次，每次15分钟。

（二）临床应用

1. 治疗细菌性痢疾

口服法：50%浓煎剂，每次20～30ml，日服3次。或用苦参100g，加水400ml煎成200ml，每日2次分服，7～10天为一疗程。亦可用含生药0.5g的片剂，每次2～4片，日服4次。

注射法：50%注射液肌内注射2～4ml，早晚各1次；静脉点滴4～8ml，加10%葡萄糖液500ml稀释。常用作口服煎剂的辅助治疗。

灌肠法：50%煎剂100ml（内加0.25%普鲁卡因10～20ml），每晚一次保留灌肠，7～10天为一疗程。用于口服煎剂后症状好转而肠道病理改变恢复不明显的病例。

敷脐法：用苦参粉8～10g，以温水调成稠糊状，做饼敷脐部，盖以油纸或纱布，用绷带固定。每日1～2次。据数百例临床观察，口服煎剂或外用敷脐治疗急性菌痢的治愈率均在85%以上。平均治愈时间在1周左右，尤以临床症状改善较快。煎液对慢性迁延性菌痢，特别是胃肠功能紊乱型效果也较好。苦参敷脐后，患者腹部有发热感，肠蠕动稍增强，排气通顺，腹痛、便次及里急后重逐渐减轻，同时出现多尿现象。由此推断，可能是药物刺激脐部穴位，通过穴位的神经反射，调整自主神经系统功能，促进胃肠血液循环，增强白细胞吞噬作用，从而发生疗效。也有认为其疗效的获得有两个环节：一是药物本身的作用，二是脐穴的作用。

2. 治疗急性肠胃炎

用苦参7.5g煎服，每日2次；或用糖浆剂（每100ml含生药50g），每次10～15ml，日服2次；也可用胶囊剂，每次0.5g干粉，日服4次。一般服药1～2天治愈。

3. 治疗急性传染性肝炎

除一般保肝治疗外，每日用苦参粉4g，装胶囊或制成丸剂分4次服。观察19例，黄疸消退时间平均为12.6天，最短3天；同时自觉症状亦有所改善；肝肿大及肝功能的恢复亦较快。

4. 治疗小儿肺炎

用200%苦参注射液2ml行肌内注射，每日2次。有心力衰竭和暴喘、高热、惊厥及呼吸功能衰竭的病例，加用西药处理。根据129例（其中有47例合并静脉点滴广谱抗生素1次）患儿的观察结果，有效率在92%以上，临床治愈率为34.9%，平均住院天数为3.8天。有57.4%的患儿呼吸道感染症状减轻、肺部啰音减少，病情好转后出院。无效病例为重症肺炎，或有并发症及脱水者。治疗过程中有2例于注射后5分钟发生过敏反应，分别表现为呼吸急促、面色青紫、四肢厥冷、心率增加和突然憋气、满头大汗、面色苍白、脉细弱至不能触及。

5. 治疗急性扁桃体炎

用50%苦参注射液肌内注射，每次2～3ml，每日2次，治疗急性扁桃体炎、急性结合膜炎、急性乳腺炎、牙周炎、外科感染和疖肿、肾盂肾炎、急性气管炎、急性淋巴结炎等10余种急性炎症性疾病220例，平均有效率在90%以上，治愈率在74%以上。此外，对结肠炎、胆囊炎、膀胱炎及其他炎症也有一定疗效。

6. 治疗慢性气管炎

取苦参、桔梗按7：3配比，共研细末，水泛为丸。每次5g，日服2次，10天一疗程。疗程间隔5天。共治498例（均为50岁以上患者），治愈2例，显效112例，好转296例，无效88例。有效率为82.3%。不良反应：有43例出现恶心呕吐，胃部灼热感及疼痛，腹泻腹胀；2例出现鼻咽发干，1例出现眼花。

7. 治疗蓝氏贾第鞭毛虫病

口服苦参浸膏制成的片剂或糖浆，成人每日按生药30g的剂量3次分服，小儿酌减，连服7日为一疗程。治疗100例，92例治愈。大多数于治疗后1～4日症状消失，粪便恢复正常，粪检转阴。部分病例随访3～9个月，除1例外，其余未见复发。如用25%苦参煎液行保留灌肠，成人每次100～200ml，每日1次，连续5次，也有疗效，但不及口服。少数病例服药后感恶心，个别手指发麻，均不影响继续治疗。

8. 治疗人肠滴虫

口服苦参粉胶囊或苦参片，成人每次按生药1.2～4g的剂量，每日3次，小儿酌减。一般以10天为一疗程，如效果不佳，可另用50%苦参煎剂60～100ml行保留灌肠，每日1次。对腹痛明显或大便次数较多者加用西药对症处理，有蛔虫者兼用驱蛔药。据54例观察结果，临床治愈率占50%。治愈者症状和体征平均于11.44天消失，粪检平均于11.67天转阴。少数病例有头晕、便秘、胃纳减退、恶心等反应，均很轻微，能自行消失。

9. 治疗滴虫性阴道炎

用苦参粉0.6g与等量葡萄糖、硼酸粉及枯矾粉混合作为1次量，行局部治疗。用时先以1/5000高锰酸钾溶液灌洗阴道，擦干后撒入药粉。每日1次，连续3次为一疗程。临床观察176例，总成功率为71.5%。其中追踪3个月症状消失，阴道分泌物无滴虫者为痊愈，占26.1%；追踪不足3月，但症状消失、阴道分泌物无滴虫者属有效，占45.4%。对宫颈糜烂患者治疗后亦大有改善。用药后少数患者阴道有轻微疼痛；疗程结束后复查几乎所有患者都有阴道表皮脱落现象，经追踪观察未见对机体有不良影响。

10. 治疗血吸虫病腹水

每天用苦参6～8g煎服。观察25例，大多在服药后2日内小便次数增多，腹围减小，为进行脾切除术创造了条件。此外，据报告试服苦参制剂治疗丝虫病，似有杀虫作用。

（三）成药

1. 苦参片

苦参1000g，取苦参1/6量粉碎成细粉，剩余水煎2次，滤过，合并滤液，减压浓缩成稠膏，加入苦参细粉，拌匀，60℃干燥，粉碎成颗粒，加辅料适量，混匀，压成1000片，每片重0.25g，包糖衣。本品为黄色糖衣片，除去糖衣呈灰褐色，味极苦。苦参片以硅钨酸盐法测定苦参总碱的含量，每片总碱含量不低于10mg。功能：清热燥湿、祛风杀虫、利尿。用于痢疾，肠炎，便血，肾炎，黄疸尿闭，赤白带下，阴肿阴痒，湿疹，湿疮，皮肤瘙痒，疥癣麻风。口服，每次6～8片，每日3次。

2. 苦参栓

苦参总碱200g，羊毛脂64g，半合成脂肪酸酯1283g。以上三味，苦参总碱与羊毛脂混合，研匀，边研磨边加入微温熔化的半合成脂肪酸酯，研匀，将凝时，迅速倾入涂有润滑剂的栓模内，待凝后出模，共制成栓剂1000粒。本品为棕褐色鸭嘴形的栓剂，气微臭。功能：抗菌消炎。用于宫颈糜烂，赤白带下，滴虫性阴道炎及阴道真菌感染等妇科慢性炎症。外用，每晚1粒，塞入阴道深处或遵医嘱。

3. 苦参浸膏溶液

苦参粗粉1000g。采用水提醇沉法，水提液70℃减压浓缩成比重1.1～1.2时，加95%乙醇2.5倍量沉淀杂质，静置2～4小时后，抽取上层清液滤过，沉淀用70%乙醇洗涤2～3次，滤液与洗液合并，回收乙醇，加盐酸使pH值4.0～5.5，放冷，再滤过1次，取少量以容量中和法测定含量后，调整至每1ml含生物碱17mg，加入0.3%苯甲酸防腐，使溶解，静置24小时，取上层液滤过，再行测定含量，即得。每1ml内含总生物碱17mg。功能：清火解毒，燥湿杀虫。用于热毒赤痢，温热，胸满，腹痛，口干，烦躁发狂，皮肤疥疮，大风癞疾，肿疡等症。口服，每次1～3ml，每日2次。

4. 苦参注射液

苦参1000g，吐温-80 10ml，注射用水适量。取苦参饮片，用0.5%盐酸水温浸2～3次。合并提取液，浓缩至糖浆状，放置，倾出上清液，滤过，调pH至近中性，浓缩至流浸膏状，包于半透膜内，吊入有注射用水的适当容器中进行透析，每次煮沸30分钟，连续3～4次；透析液用0.2%活性炭煮沸5～10分钟，滤过，加入吐温-80，搅匀，加注射用水至1000ml，滤过，灌封，灭菌，即得。为淡棕色澄明液，每支2ml，每1ml相当于原药材1g，含总生物碱量以氧化苦参碱（$C_{15}H_{24}N_2O_2$）计，不得少于10mg。pH值应为5.0～6.0。功能：清热解毒，燥湿杀虫，止痒。用于菌痢，肠炎，盆腔炎，泌尿系炎症及皮肤瘙痒，湿疹等。肌内注射，每次2～4ml，每日2次。注意：苦参碱对中枢神经有麻痹作用，故应控制其用量。

5. 鞣酸苦参碱片

鞣酸苦参碱300g，淀粉适量。取苦参提取苦参总碱，与鞣酸作用而成鞣酸苦参总碱，按干燥品计，含苦参总碱不得少于13%；取鞣酸苦参碱与淀粉混合均匀，制颗粒，压制成1000片。包糖衣。本品除去糖衣后呈灰白色，味涩微苦。取本品去糖衣，研细，制成水浸液，加三氯化铁试液，即产生蓝黑色或蓝绿色反应或沉淀；另取本品细粉置分液漏斗中，加氢氧化钠试液溶解，用三氯甲烷振摇提取，分出三氯甲烷液经脱脂棉滤过，蒸去三氯甲烷，残渣以0.1mol/L盐酸液溶解后，分装于4支试管中分别滴加硅钨酸试液、碘化汞钾试液、碘化铋钾试液及碘试液各1滴，应分别生成白色、橙色、淡黄色、棕色沉淀。本品以重量法测定苦参总碱含量。功能：抗菌消炎。用于细菌性痢疾及肠炎。饭后口服，每次2片，每日3次。

6. 鞣酸苦参碱胶囊

为苦参根中的提取物制成的硬胶囊剂。每粒装量0.15g，含氧化苦参碱不低于20mg。本品内容物为灰白色粉末；味涩微苦。功能：抗菌消炎，用于细菌性痢疾，肠炎等。口服，每次4粒，每日3次。

7. 双苦灭滴散

苦参粉100g，猪胆汁100g，冰片2g。以上三味，冰片单独粉碎成细粉，猪胆汁与苦参粉混匀，以流通空气灭菌30分钟，干燥，粉碎过140目筛，再与冰片配研混匀，过筛，即得。本品为黄绿色粉末，气腥，味苦。功能：灭滴虫，消炎，用于滴虫性阴道炎，用喷雾器喷于阴道处，隔日1次。

8. 痢必灵

苦参500g，白芍250g，木香125g。白芍、木香打细粉；苦参水煮2次，滤液浓缩成稠膏，加入细粉混匀，干燥，打粉，制粒，压片，包糖衣即得。基片重0.25g。功能抗菌消炎，用于菌痢，肠炎。口服，每次8片，每日3次，儿童酌减。

9. 当归苦参丸

当归500g，苦参500g。以上二味，粉碎成细粉，过筛，混匀；每100g粉末加炼蜜120～140g制成大蜜丸，每丸重9g。本品为黄褐色，气微，味苦。显微特征：薄壁细胞纺锤形，有极微细的斜向交错纹理。纤维束无色，周围薄壁细胞含草酸钙方晶，形成晶纤维。取本品的乙醇提取液为供试品液，当归药材乙醇提取液为对照品，以甲苯—醋酸乙酯为展开剂，薄层展开后，以紫外光灯（365nm）下检视，供试品与对照品药材均在相应的位置上，显相同颜色的荧光斑点。另取本品的三氯甲烷提取液，蒸干后的乙醇液为供试品液，苦参碱的乙醇液为对照品液，以醋酸乙酯—丙酮—苯—氨为展开剂，薄层展开后，碘化铋钾显色，供试品与对照品均在相应位置上，显相同颜色的斑点。功能：凉血，祛湿。用于血燥湿热引起的头面生疮，湿疹刺痒。口服，每次1丸，每日2次。

10. 脂溢性皮炎宁

苦参300g，枯矾300g，野菊花 120g，蛇床子150g，花椒90g。枯矾粉碎成细粉备用；其余四味水煎2次，滤过，合并滤液，减压浓缩，喷雾干燥，喷粉与枯矾粉充分混匀，过筛，分装，即得。每1g相当于原生药2.51g。本品为浅棕色粉末；气微，味酸，微甘而极涩，后麻舌。显微特征：不规则片块状物半透明，表面颗粒状。取本品加0.5%盐酸乙醇液，回流提取，滤过，滤液蒸干，残渣加1%盐酸溶液溶解，滤过，滤液供以下试验：①取滤液加碘化铋钾试液1滴，生成棕红色沉淀。②取滤液，加碘化汞钾试液1滴，产生黄白色沉淀。另取本品加水使溶解，滤过，滤液显铅盐、钾盐与硫酸盐的鉴别反应。功能：祛湿止痒，除秽润肤。用于头皮瘙痒，脱屑，油脂过多，亦可用于外阴瘙痒，阴囊湿疹。外用，取药粉18g，用热水2L冲浴，擦洗5～10分钟，每日1次。本品不可内服，患部皮肤有溃烂者忌用；头部洗涤后，应再用温水冲洗。

国家食品药品监督管理总局关于苦参药品有38项目：苦参素注射液、苦参碱氯化钠注射液、注射用苦参素、注射用苦参碱、苦参碱葡萄糖注射液、苦参素氯化钠注射液、苦参碱栓、苦参栓、苦参素片、苦参素、苦参碱注射液、苦参碱、复方苦参水杨酸散、当归苦参丸、鞣酸苦参碱片、呋喃苦参黄连素片、鞣酸苦参碱、苦参素葡萄糖注射液、鞣酸苦参碱胶囊、复方苦参注射液、复方苦参肠炎康片、苦参总碱、苦参素软胶囊、苦参胶囊、苦参阴道泡腾片、五味苦参肠溶胶囊、复方苦参洗剂、苦参凝胶、苦参疱疹酊、苦参皮炎散、苦参碱栓、苦参碱阴道膨胀栓、苦参碱阴道泡腾片、苦参碱阴道膨胀栓、苦参素分散片、苦参素胶囊、苦参膜、苦参软膏。

三、在农业方面的应用

苦参杀虫杀菌作用历史上有不少记载。《名医别录》记有“渍酒饮，治疥杀虫”，《本草纲目》记载其“杀疮虫。炒存性，米饮服，治肠风泻血并热痢”。据《中国土农药志》报道，苦参防治农业和卫生害虫对象非常广，包括甘蓝蚜、棉蚜、红蜘蛛、棉叶跳虫、菜青虫、烟青虫、猿叶虫、桑蛾、野蚕、三化螟、稻飞虱、叶蝉、粘虫、螃蟾、蟠姑、地老虎、蚌锰等农业害虫，以及蚊子、家蝇、老鼠等。此外，苦参与其他植物中草药配合除了直接使用其提取物防治草坪病害外，还可作有机氯、有机磷、除虫菊酯等农药的增效剂和饲料添加。20世纪60年代之后，由于有机合成农药的广泛应用，关于苦参在农业害虫上应用的报道甚少。80年代以来，由于有机农药应用中出现的问题，人们又重新将目光投向天然源农药的研究与开发。而苦参在农业上的应用受到人们得高度重视。

四、在畜牧业方面的应用

我国自古就有将中药加入动物饲料中治病的应用记载。随着人们对禽蛋类要求的不断扩大，养殖户为了追求利润越来越依赖饲料添加剂来增产增收。抗生素、磺胺类饲料添加剂的应用虽带来巨大经济效益，但使畜禽免疫力下降、畜禽产品和环境中残留大量添加剂，尤其是近年来一些违禁药品和添加剂的使用严重危害了动物和人体健康。中草药作为天然优质绿色饲料添加剂，成本低，作用广。既含有丰富的营养物质，又能防病治病，毒副作用小，无残留、无耐药性的独特优点越来越被畜牧工作者重视。目前，中药苦参作为饲料添加剂已被广泛使用。

五、苦参药妆品开发

我国古代就有“药妆”这个概念，在《神农本草经》中记载的“红玉膜、浮萍膏、面黑令白方、三花除皱液”等就具有相当好的美容效果。“药妆品”其组成部分都是精选的各种天然植物的提取物制成，无刺激性及无毒性，相比于化妆品而言，药妆品更为细分，其针对性也更强。

苦参的抗炎和抗过敏作用，使其具有开发药妆品的可能性。市场上已有少量以苦参提取物为主要原料的祛痘化妆品，对敏感性皮肤非常适用。但在这方面缺乏系统的研究和总结。所以加强苦参药妆方面的研究与开发是非常有必要的。只要我们能非常有效地挖掘和利用苦参的这一传统功效，必将开发研制出符合现代生活理念的顶级药妆产品。

参考文献

［1］中国科学院中国植物志编辑委员会．中国植物志（第四十卷）［M］．北京：科学出版社．1994：81-82．

［2］刘天慰．山西植物志［M］．中国科学技术出版社，1992．

［3］任巍威．药用植物苦参组织培养的研究［D］．山西农业大学，2013．

［4］郭吉刚，关扎根．苦参生物学特性及栽培技术研究［J］．山西中医学院学报，2005，6（2）：45-47．

［5］孙星邈，王政，李曙光，等．大豆硬实形成机制与破除技术的研究进展［J］．大豆科技，2014（3）：23-27．

［6］Potts H C，Duangpatra J，Hairston W G，et al．Some Influences of Hardseededness on Soybean Seed Quality［J］．Crop Science，1978，18（2）：221-224．

［7］Meyer C J，Steudle E，Peterson C A．Patterns and kinetics of water uptake by soybean seeds［J］．Journal of Experimental Botany，2007，58（3）：717-732．

［8］王金龙．利用大豆硬实种子保存大豆种质的研究［J］．大豆科学，1999（4）：351-354．

［9］程红玉．苦参种子发芽特性及水分和盐碱对幼苗胁迫效应的研究［D］．甘肃农业大学，2008．

［10］程红玉，方子森，纪瑛，等．苦参种子发芽特性研究［J］．种子，2010，29（11）：38-41．

［11］陈蓉．氮、磷、钾肥对苦参产量影响的研究［D］．甘肃农业大学，2009．

［12］纪瑛，杜彦斌，王斌，等．不同来源地苦参生长动态的研究［J］．草业科学，2011，28（5）：802-806．

［13］李安平．中国苦参［M］．中国医药科技出版社，2014．

［14］陈士林．中国药材产地生态适宜性区划［J］．2011．13（8）：50．

［15］卢瑜辉．苦参规范化栽培技术［J］．现代农村科技，2012（22）：12-12．

［16］郭吉刚，关扎根．苦参生物学特性及栽培技术研究［J］．山西中医学院学报，2005，6（2）：45-47．

［17］胡家福，杨应明．苦参的人工栽培［J］．华西药学杂志，2001，16（1）：62-63．

［18］任巍威．药用植物苦参组织培养的研究［D］．山西农业大学，2013．

［19］张志刚．苦参繁殖技术研究［J］．中国农业信息月刊，2014（11）：26-27．

［20］姜振侠．苦参规范化栽培技术［N］．河北科技报，2014-12-23（B04）．

［21］李安平．中国苦参［M］．中国医药科技出版社，2014．

［22］石爱丽，邢占民，牛杰，等．承德地区苦参主要病虫害危害种类调查［J］．中国农业信息，2015（9）．

[23] 高峰，强芳英，纪瑛，等. 兰州地区人工栽培苦参病虫害发生初报[J]. 草业科学，2010，27（10）：142-148.
[24] 关扎根，王瑞珍，张卫杰，等. 苦参采收期与生物碱含量关系的研究[J]. 现代中药研究与实践，2006，20（2）：14-15.
[25] 李月侠. 苦参的产地加工与炮制一体化研究[D]. 安徽中医药大学，2015.
[26] 郭巧生. 药用植物栽培学[M]. 高等教育出版社，2006.
[27] 石凯. 长治市苦参高产栽培技术[J]. 农业技术与装备，2014（9）：68-69.
[28] 魏红国，关扎根，吴尚英，等. 苦参套种玉米种植模式研究[J]. 安徽农业科学，2014（31）：10916-10918.
[29] 杜彦斌，纪瑛. 苦参水浇地栽培技术[J]. 农业科技与信息，2011（19）：57-58.
[30] 陈静，孟江，王淑美，等. 中药苦参饮片的规格等级研究[J]. 时珍国医国药，2013，24（7）：1733-1734.
[31] 李时珍. 本草纲目[M]. 北京：中国言实出版社，2012年.
[32] 高学敏. 中药学[M]. 北京：中国中医药出版社，2007年.
[33] 王国强. 全国中草药汇编[M]. 北京：人民卫生出版社，2014年.
[34] 国家药典委员会. 中华人民共和国药典（2015年版）.[M]. 北京：中国医药科技出版社，2015.
[35] 郭伟娜，王军，牛倩. 苦参药材商品规格及质量评价研究进展[J]. 安徽农学通报，2017，23（6）：151-152.
[36] 王军，谢晓梅，彭华胜. 苦参根中异常结构的发育及药用部位调查[J]. 中国中药杂志，2012，37（12）：1720-1724.
[37] 张弩. 不同播期和施肥对苦参生物产量及生物碱含量的影响[D]. 甘肃农业大学，2009.
[38] 程红玉. 苦参种子发芽特性及水分和盐碱对幼苗胁迫效应的研究[D]. 甘肃农业大学，2008.
[39] 陈静. 苦参饮片规格及其质量评价标准研究[D]. 广东药学院，2013.
[40] 徐今宁，张鹤明，赵秀华. 苦参的药理活性研究进展[J]. 神经药理学报，2007，24（5）：67-69.
[41] 刘欣阳，王艳苹，刘静华. 苦参素抗肿瘤的研究进展[J]. 国际中医中药杂志，2007，29（5）：289-290.
[42] 蒋合众. 苦参碱及氧化苦参碱药理作用和制备方法研究进展[J]. 实用中西医结合临床，2007，7（1）：89-90.
[43] 江纪武. 植物药有效成分手册[M]. 北京：人民卫生出版社，1986.
[44] 刘桂荣，黄万忠，严仲铠. 苦参的研究概况[J]. 特产研究，1993（4）：35-38.

[45] 李燕，何立人．苦参碱类生物碱的心血管系统药理研究［J］．中草药，2000，31（3）：227-229．

[46] 张少少，安银岭，华燕，等．苦参化学成分和药理研究现状［J］．中国民族民间医药，2008，17（11）：8-9．

[47] 蒋袁絮，余建强，彭建中．氧化苦参碱对小鼠的中枢抑制作用［J］．宁夏医学院学报，2000，22（3）：157-158，162．

[48] 鲍淑娟，李淑芳，周文正，等．苦参碱平喘作用机理探讨［J］．中药药理与临床，1995（5）：33-34．

[49] 孙晶，王立艳．苦参药理作用及临床应用综述［J］．黑龙江医药，2003，16（6）：526-527．

[50] 刘梅，刘雪英，程健峰．苦参碱的药理研究［J］．中国中药杂志，2003，28（9）：801-804．

[51] 郑永权，姚建仁．苦参化学成分及农业应用研究概况［J］．农药科学与管理，2000（1）：24-26．

[52] 叶明，周四光．苦参碱注射液治疗病毒性肝炎临床疗效观察［J］．广东医学，1998（12）：962-963．

[53] 郑幼兰，彭华毅．氧化苦参碱（苦参素）治疗慢性乙型肝炎、肝纤维化的基础与临床［J］．海峡药学，2007，19（1）：1-4．

[54] 靖媛，苑述刚，阮时宝．苦参的历代研究与应用［J］．光明中医，2007，22（12）：47-50．

[55] 田静．加味苦参汤灌肠治疗慢性非特异性溃疡性结肠炎30例［J］．陕西中医，2010，31（9）：1144-1145．

[56] 王玉龙，关扎根，贾学思，等．苦参碱在农业害虫防治中的应用研究进展［J］．山西农业科学，2012，40（4）：424-428．

[57] 郑永权，姚建仁．苦参化学成分及农业应用研究概况［J］．农药科学与管理，2000（1）：24-26．

[58] 王路德，张富龙．苦参碱在我国有机农业上的应用［J］．中国园艺文摘，2009，25（11）：177-178．

[59] 陈慧芝，包海鹰，诺敏，等．苦参的化学成分和药理作用及临床研究概况［J］．人参研究，2010，22（3）：31-37．

[60] 何继富．苦参在防治畜禽疾病中的应用［J］．农村实用技术，2003（10）：43-44．